中国传统医学独特疗法丛书·

中医足心疗法大全

ZHONGYIZUXINLIAOFADAQUAN

高树中　主编

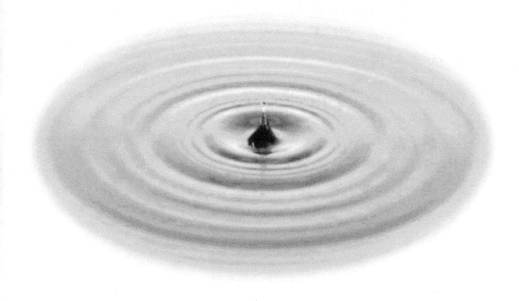

山东城市出版传媒集团·济南出版社

序

在祖国医学这一伟大的宝库中,蕴藏着现代医学所没有的许许多多独特有效的治疗方法,这也正是中医学的独特优势所在。纵观历代名医,如扁鹊、华佗、张仲景、葛洪、孙思邈、张从正、李时珍、吴师机等莫不重视之。回首我从医至今,已近六十载,益信扁鹊所语"医之所病,病道少",诚为至理名言。但由于种种历史原因,这些独特的治疗方法一直没能得到应有的继承和发扬,殊为憾事。

1991年夏,山东中医学院高树中硕士以其所著《中医脐疗大全》索序于我,并谈及他有全面系统地整理研究中医学中一些独特疗法的设想,我深以然之,并深为赞许,因为我知道这是一件很有意义的事情,也是一件工作量很大、难度很大的事情。没想到仅时隔二年余,他们十几位青年中医博士、硕士就以《中国传统医学独特疗法》丛书洋洋数百万言的近十本专著示余并即将陆续出版了。

该丛书是医学理论和临床实践相结合的重要研究成果,具有重要的历史价值,各分册大都分别为各治疗方法的第一部专著,填补了各治疗方法研究的空白。该丛书首次对各治疗方法的古今文献进行了全面系统的整理,并在此基础上对各治疗方法的理论进行了开创性的研究,探幽索奥,大胆阐微,新意迭出,发前人所未发,明前贤所未明,非思维深邃、学识渊博之士所不能为。相信该丛书的出版,将使各独特疗法的理论和临床研究提高到一个新的水平,为保持和发扬中医特色,为祖国医学走向世界做出贡献。

吾以为该丛书为巨著也,也可预卜为传世之作也,更感到了他们这些年轻人的志大谋远和蓬勃朝气,不禁喟然叹曰:"后生可畏也!"吾垂然老矣,力不从心,然窃思树中诸君,不正亦杏苑之希望乎? 爰不计工拙,欣然命笔而为之序。

周凤梧　时八十三岁
于泉城四乐斋

再版前言

　　桃李芳菲，杏林春暖。《中国传统医学独特疗法》丛书在经历了十多年的理论与临床检验后，又要陆续跟广大读者见面了。回首该套丛书初版时的彼情彼景，有几分苦涩与甘甜涌上心头。一方面，为编著这套书我废寝忘食，付出了很多心血，自幼虚弱多病的身体被严重透支。但令我感到欣慰的是，该丛书出版后受到了读者的欢迎与喜爱，不断有各级医师发邮件、打电话，告知其运用书中所载方法防治疾病获得良效的事情；一些患者也按照书中方法自行治病，疗效亦佳。此外，这套书还有幸获得了山东省教委科学技术进步理论成果奖。这些都给了我很大的鼓励。

　　在这套书即将再版之际，我仍感到一种沉甸甸的责任压在心头。毕竟编撰该套丛书，尤其是对各种疗法所进行的理论探讨都还处在探索阶段，没有系统的相关书籍可以借鉴学习，尽管再版时已增改了部分内容，自觉仍有很多不足之处。丛书中的一些观点作为一家之言，冀望可以抛砖引玉，并乐见各位同仁的批评与广大读者的检阅。对于书中所载诸法，大家可在医师指导下应用，亦可酌情选用。

　　50年前，毛泽东主席指出"中医药学是一个伟大的宝库，应当努力发掘，加以提高"。在当前形势下，中医药尤其是中国传统医学特色疗法，越来越受到党和国家的重视，国家出台了很多有利政策对其加以保护和挖掘。诸多中医界名老如邓铁涛、朱良春、吴震西等，也提出过许多重视中医传统独特疗法的建议。形势大好，前辈呵护，人民支持——天时、地利、人和皆备矣，就看我等中医同道者如何去做了。

　　丛书再版，根据我个人的意见，以及与济南出版社胡瑞成主任商量后决定，先将《中医手心疗法大全》《中医足心疗法大全》修改完善，进行再版。这两本书可以说是运用单穴（劳宫、涌泉）治病的"姊妹书"，本次再版，重点新增了近年来运用此二法治疗疾病的新进展与临床报道。同时，我的几位研究生，根据《中医眼疗法大全》《中医耳疗法大全》《中医肛肠疗法大全》《中医鼻疗法全书》等初版书籍,总结其共同特点,继承创新,也编撰完成了一本新的著作《中医官窍疗法》,我主审时,感觉其内容还不错,希望大家多批评指导。至于读者更广泛关注的《中医脐疗大全》一书也会在随后进行第四次再版。再版校订时,我的研究生狄忠、杜冬青、孙玉国、姜硕、安英、王志磊、韩兴军等人做了大量的工作,在此一并表示感谢。

写到这里,我不禁对为本丛书作序的已故名老中医周凤梧先生,产生了怀念与感激之情。老一辈中医工作者为我们树立了好的榜样,吾辈不应懈怠,继承发扬中医学术,是对他们最好的慰藉。

高树中

2008 年 4 月

目　录

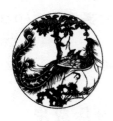

上　篇　足心疗法概论

中篇　足心疗法的临床应用

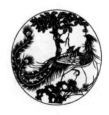

中医足心疗法大全

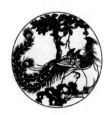

上 篇

足心疗法概论

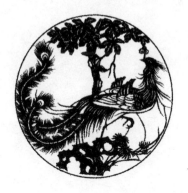

第一章 足心疗法简介

　　足（脚）心疗法是一种颇具祖国医学特色的外治疗法，又称"涌泉疗法"，是以足心（即涌泉穴）处为用药或刺激部位，以激发经气，疏通经络，促进气血运行，调节人体阴阳与脏腑功能，从而防治疾病的一种治疗方法。但足心疗法对涌泉穴的刺激，已不局限于针刺和艾灸，故是对针灸疗法的发展。

　　足心疗法是祖国医学的瑰宝。其历史悠久，源远流长，在历代医学书籍中均有大量散见记载，并在民间广泛流传。几千年的实践和现代研究证明，足心疗法可以通治全身 100 多种疾病，并且具有简、便、廉、验、捷等许多优点，是中医学的一个重要组成部分。

　　足心疗法是祖国医学宝库中的一门古老而又新兴的分支学科。说它古老，是因为它已有数千年的悠久历史；说它新兴，是因为它一直没有登上医学的大雅之堂。这是历史的原因造成的，我们没有任何理由来责备古人，因为任何一门学科都有其自身的发展规律，任何一门学科的盛衰也都离不开当时的社会历史背景；相反，我们应该庆幸祖先给我们留下了这么多宝贵的财富。在我们为"2000 年人人享有卫生保健"而努力的今天，足心疗法必将得到进一步的发展、充实和完善，这并不是由几个人所能左右的，这是历史发展的必然。

　　可见，对足心疗法进行挖掘、整理、研究、探索，使其尽快地上升到理论的高度，进而更好地在临床中普及应用，使祖国医学宝库中这一耀眼的明珠发出更加灿烂的光彩，是医者的责任，是患者的渴求，也是祖国医学走向世界的需要。

第二章　足心疗法的历史沿革

　　足心疗法有着悠久的历史。有文字记载的是，1973年在湖南长沙马王堆三号古墓出土的《五十二病方》中，有用被蜂子活活螫死的幼鸡和枣泥制成的药巾按摩足部，可以使人增强体力的记载。此书还曰："践而瘃者，燔地而入足，如食顷而已，即以（此处缺一字）葱封之；若蒸葱熨之。"意思是说先在地上挖一个坑，用火把坑烧热，然后将脚放入坑内熏烤，可治疗足部疮肿。该书还记载了治疗"伤痉"和"血疽"等病症，发汗时须"汗出到足，乃已"。同时出土的《脉法》《足臂十一脉灸经》和《阴阳十一脉灸经》，都对足疗有记载。《脉法》说："故圣人寒头而暖足，治病者取有余而益不足也。"这说明古代医家已经认识到了足部保暖在防治疾病中的重要性。《足臂十一脉灸经》和《阴阳十一脉灸经》则记载了足部和足三阴三阳经脉的联系，以及灸疗各经脉在足部的穴位可治疗多种病证。

　　战国至秦汉，足心疗法已从初步应用逐渐转向理论的初步探索。成书于战国时期的中医经典著作《黄帝内经》，对足心的论述颇多，其中有足心与十二经脉和五脏六腑的联系，以及足心的生理、病理、诊断、治疗和预防保健等。如明确指出：在生理上"肾出于涌泉，涌泉者，足心也"，"少阴根于涌泉"，"阳脉者起于足五指之表，阴脉者集于足下而聚于足心"；在病理上"清湿地气之伤人也，必从足始"；在诊断上"阴气盛则足下热"，"阴并于下则足寒，足寒则胀也"；在养生保健上"惟贤人上配天以养头，下象地以养足，中傍人事以养五脏"；在治疗上不仅足病可治足，而且也可"病在上者，下取之……病在头者，取之足"，运用足心涌泉穴治疗全身多种病证，如"邪在肾，则病骨痛，阴痹。阴痹者，按之而不得，腹胀，腰痛，大便难，肩、背、颈、项痛，时眩；取之涌泉、昆仑"，"热病挟脐急痛胸胁满，取之涌泉及阴陵泉"，"男子如蛊，女子如阻，身体腰脊如解，不欲饮食，先取涌泉见血"，并明确指出了针灸足心的体位是"取足心者使之跪"。

据《史记·扁鹊仓公列传》记载,西汉名医仓公淳于意,曾刺涌泉穴治疗济北王阿母之热厥足热证,立愈。

据民间传说和后世医籍的记载,三国时期的名医华佗,就经常应用足心贴药法治疗内、外、妇、儿、五官等各科病证,其中的一些方法一直流传至今,足见其影响之大。

晋代,皇甫谧编著的《针灸甲乙经》为我国第一部针灸学专著。该书除用足心涌泉穴治疗《内经》所载病证外,还详细记载了涌泉穴的别名、定位和针灸方法,指出"涌泉者,木也,一名地冲;在足心陷者中,屈足卷指宛宛中,足少阴脉之所出也,为井;刺入三分,留三呼,灸三壮",并且将足心涌泉穴的主治扩大至足厥、喘逆、足下清至膝、风入腹中、侠脐急、胸胁苦满、衄不止、五指端尽痛、足不得践地、咽痛不可内食、妇人无子等病证。医家葛洪在《肘后备急方》中,多用足心治疗急证,如"(霍乱)转筋者,灸脚心当拇指大聚筋上六七壮,名涌泉……神验",并较早地记载了溃足法。

南北朝医家陈延之著有《小品方》,今已轶,但从《千金方》《外台秘要》等后世方书引用此书的内容看,陈氏已用附子敷足心引产,用盐敷儿足心治疗逆产。

隋唐时期,孙思邈《千金要方》《千金翼方》,王焘《外台秘要》广泛地记载了足心疗法。其中贴敷足心法在防治小儿疾病中尤为常用。如《千金要方》"治小儿口疮不得吮乳方……又方:矾石,如鸡子大,置醋中,涂儿足下二七遍,愈","治小儿冷痢方……又方:捣蒜,薄两足下;又方:赤小豆末,涂足下,日三,油和亦得",还创用"五味甘草生摩膏方"涂摩手足心和心口预防小儿感冒等。值得一提的是,孙思邈已经充分认识到了涌泉穴绝非一般腧穴可比,故而他在《千金要方》第三十卷中,专列"杂病第七"一节,专门论述了足心涌泉穴、膏肓俞、足三里这三个特殊重要穴位的主治功能,将足心涌泉穴的主治病证扩大至30余种。

宋金元时期,应用足心疗法者更是不乏其人,足心疗法所用药物和方剂之多,治证之广,医家之众,是前所未有的。如《太平圣惠方》用酒炒吴萸熨足下治疗阴毒伤寒,《丹溪心法》治虚火用附子末涂足心以引火归元,《世医得效方》用吴萸、地龙研末敷足心治疗口疮等。危亦林还对足心疗法多用于口疮等上焦火热之证有佳效进行了解释,如:"(小儿口疮)贴药吴茱萸末,醋调贴两足心,移时即愈,药性虽热,能引热至下,甚良。"

明代,足心疗法的应用更加普遍。我国历史上最大的方书《普济方》,收载了许多足心疗法的方剂。龚信《古今医鉴》,龚廷贤《寿世保元》《万病回春》,李时珍《本草纲目》等,均视足心疗法为常用之法。如《寿世保元》:"治自缢气已脱,极重者,只灸涌泉穴,男左女右;灸脚三壮即活。"《本草纲目》所载足心疗法的处方则已达数百首之多,其中有一些可称之为足疗名方,如大蒜贴足心治鼻衄,黄连贴足心治目赤,黄柏贴足心治囟肿,南星贴足心治流涎,蓖麻子贴足心治难产等,皆具简、便、廉、验等特点,至今仍被临床所沿用。高武《针灸聚英》、杨继洲《针灸大成》等针灸专著,已将涌泉穴的主治病证扩大至40余种。

清代,胡其重《急救危症简便验方》、陶东亭《惠直堂经验方》、赵学敏《串雅内外编》、云川道人《绛囊撮要》、周子芟《经验奇方》、孟文瑞《春脚集》、何惠川《文堂集验方》、罗越峰《疑难急症简方》、丁尧臣《奇效简便良方》、鲍相璈《验方新编》等方书,皆记载了不少足心疗法的简便验方。此外,随着清朝程鹏程《急救广生集》、吴师机《理瀹骈文》、邹存淦《外治寿世方》、陆晋笙《鲟溪外治方选》等外治专著的问世,足心疗法也得到了空前普遍的应用。如《急救广生集》除记载了近百首足心疗法的验方外,还介绍了按摩足以防病保健的方法;《理瀹骈文》则在临床运用足心疗法的基础上,对足心疗法从理论上进行了初步概括,指出:"膏包百病,如大营主将,坐镇中军……扎脚之法,乃其分兵",并认为"凡下部肝肾之病,皆宜贴足心",贴敷足心可"引热下行,则下身一热而上部之火自熄矣","凡虚火上炎,及逼阳于上之假症与一切疑症,皆当仿此推用"。在《清太医院配方》一书中,载有"延年涌泉膏"一方,可强身健体,防治疾病,这说明清朝时足心疗法不仅因其简、便、廉、验在民间广泛流传,而且因其安全有效而进入宫廷了。

近几十年来,特别是新中国成立以来,中医事业有了很大发展,尤其是全国20多所中医院校,培养了众多的中医人才,目前已经成为中医大军的主要力量。十一届三中全会以后,特别是进入20世纪90年代以来,各种传统外治疗法得到重视和推广,足心疗法也有了迅猛的发展。一些中医院校和科研机构的有识之士,已经着手对足心疗法从理论和科研的高度进行研究、探讨。如当代外治名家,时任全国中医外治专业委员会主任委员、南通市中医院的主任医师吴震西研制的"宁嗽贴膏",贴于足心对治疗咳喘有良效;一些按摩足心的医疗器械,以及防治疾病的足心外用成药如"降压膏"等也已经或即将面世。

足心疗法的前景是广阔的。足心疗法虽然已经有几千年的历史,并且近年来发展也很快,但仍有以下问题或空白等待我们去解决或填补:一是任何一门学科的发展都离不开继承,而迄今在足心疗法古今文献的全面系统的挖掘和整理方面,还没有深入进行,基本上尚属空白;二是任何一门学科都必须有其理论体系,但迄今在足心疗法的理论研究方面,还没有形成完备理论体系;三是在临床应用方面,目前多是在民间流传或在基层运用,在县市级以上医院,真正用于临床者还很少,即足心疗法还远远没有达到其应该达到的程度;四是在足心疗法的药用剂型和器械的研究方面,还只是凤毛麟角,仍远远不能满足现代临床的需要。

若以上问题得到解决,足心疗法的面目将会迥异于今天,因此,我们可以断言:一个应用和研究足心疗法的热潮必将历史性地到来。

第三章 足心疗法的理论基础

几千年的临床实践和现代研究证明,足心疗法不仅可以治疗足部疾患,而且还可以通治全身100多种病证。这一事实,就足以告诉我们足心疗法应该有并且也必须有其充分的理论基础,遗憾的是目前这方面的研究还很不深入。本章试对此做一探讨,以期抛砖引玉。

一、中医脏腑理论

整体观念是中医学最基本的特点,中医理论的核心就是以五脏为中心的整体观。中医学认为,人体是一个以五脏为中心,通过经络系统,把六腑、奇恒之腑、五官九窍、四肢形体紧密联系起来的有机整体。构成人体的各个组成部分之间,在结构上是不可分割的,在功能上是相互为用的,在病机上是相互影响的。也就是说,在"人"这个有机的整体中,五脏是其核心,是最重要的。

五脏即心、肝、脾、肺、肾。涌泉穴即是内联于肾脏的足少阴肾经上的第一个穴位。因此,要想真正了解涌泉穴,就不得不先对五脏之一的"肾"有所了解。

中医认为,肾为先天之本,主藏精,主生长发育与生殖,并可受五脏六腑之精而藏之,人体最宝贵的精微物质,莫过于肾精,肾精充足,则人体强壮,生长发育和生殖机能就正常;肾精衰少,则体弱早衰,身体多病。此外,肾为水火之宅,内藏元阴、元阳,肾阴、肾阳为脏腑根本,"五脏之阴气,非此不能滋;五脏之阳气,非此不能发"。肾阴、肾阳虚损日久,必然导致其他脏腑阴阳失调。故《灵枢·本神》曰:"肾气虚则厥,实则胀,五脏不安。"反之,其他脏腑有病也可"久病及肾"。因此,若要防病延年,首当肾精持满;五脏六腑久病,亦必当调肾之元阴元阳。

人之所有,气、血、水而已。肾主藏精,而精血同源;肾主纳气,肺为气之主,肾为气之根,而肾脉又上连于肺;肾主水,为水之下源:故肾对人体全身的气、精(血)、水均有调理作用。此外,肾主骨、生髓、充脑,开窍于耳与二阴,在志为恐,在液为唾。

对被称为"先天之本""封藏之本""呼吸之本""脏腑之本"的肾,上自中医的经典著作《内经》,下迄历代医家,无不重视之,如明李中梓《医宗必读》曰:"肾为脏腑之本,十二经脉之根,呼吸之本,三焦之源。"也正因为肾有如此多而又如此重要的生理功能,足少阴肾经又斜走足心,所以足心疗法就可以通过调理肾经、肾脏而起到调整全身,进而起到防治疾病的作用。

二、经络理论

经络是人体特有的结构和组成部分之一,是人体运行气血的通道,是沟通人体内外、上下的一个独特系统,它内属于脏腑,外络于肢节,无处不到,遍布全身,人体之所以是一个有机的统一整体,就是因为有经络系统的联属。

经络系统包括十二经脉、奇经八脉、十二经别、十五络脉及其外围所连系的十二经筋和十二皮部等,其中十二经脉是其主体。目前,虽然经络的实质仍是一个世界性的热点难题,但经络的客观存在和其重要作用已是无可置疑的了。

十二经脉包括手三阴经(手太阴肺经、手厥阴心包经、手少阴心经)、手三阳经(手阳明大肠经、手少阳三焦经、手太阳小肠经)、足三阳经(足阳明胃经、足少阳胆经、足太阳膀胱经)、足三阴经(足太阴脾经、足厥阴肝经、足少阴肾经)。

足心涌泉穴就是足少阴肾经上的第一个穴位,又名地衢、地冲、蹶心,为"井、荥、输、经、合"五腧穴中的井穴,为井木。

那么,从经络的角度看,为什么足心涌泉穴的主治如此广泛呢?这可从以下几个方面来分析:

(一)从经脉循行看足心疗法

据《内经》记载,足少阴肾经的循行路线如下:

《灵枢·经脉》:"肾足少阴之脉,起于小指之下,邪(斜)走足心,出于然谷之下,循内踝之后,别入跟中,以上踹内,出腘内廉,上股内后廉,贯脊属肾,络膀胱;其直者,从肾上贯肝、膈,入肺中,循喉咙,挟舌本;其支者,从肺出,络心,注胸中。是动则病:饥不欲食,面如漆柴,咳唾则有血,喝喝而喘,坐而欲起,目𥉂𥉂如无所见,心如悬若饥状,气不足则善恐,心惕惕如人将捕之,是为骨厥。是主肾所生病者:口热,舌干,咽肿,上气,嗌干及痛,烦心,心痛,黄疸,肠辟,脊、骨内后廉痛,痿、厥,嗜卧,足下热而痛。"

《灵枢·经筋》:"足少阴之筋,起于小指之下,入足心,并太阴之经,邪(斜)走内踝之下,与足太阳之筋合,而上结于内辅骨之下,并太阴之经而上,循股阴,结于阴器,循脊内,挟脊,上至项,结于枕骨,与足太阳之筋合。其病:足下转筋,及所过而结者皆痛及转筋,病在此者,主痫瘛及痉,在外者不能俯,在内者不能仰,故阳病者腰反折,不能俯;阴病者,不能仰。"

概括一下就不难看出,足心内与五脏六腑,外与四肢百骸,无不相通。其具体通路如下:

1. 足心与五脏六腑相通

足心与肾相通:《灵枢·经脉》:"肾足少阴之脉……斜走足心……属肾。"《灵枢·本输》:"肾出于涌泉,涌泉者,足心也。"

足心与心相通:《灵枢·经脉》:"肾足少阴之脉……斜走足心……其支者,从肺出,络心。"

足心与肝相通:《灵枢·经脉》:"肾足少阴之脉……斜走足心……其直者,上贯肝、膈。"

足心与肺相通:《灵枢·经脉》:"肾足少阴之脉……斜走足心……其直者……入肺中……其支者,从肺出。"

足心与脾相通:在《灵枢·经脉》中,未言足心直接与脾相通。但《素问·厥论》曰:"阴脉者集于足下而聚于足心。"阴脉,即指足三阴经,包括足太阴脾经在内,说明足太阴脾经也过足心,而足太阴脾经"属脾"。《灵枢·经筋》亦曰:"足少阴之筋……入足心……并太阴之经上行。"太阴,即足太阴脾经。另据《灵枢·营气》:营气"从脾注心中……循足心"。《灵枢·卫气行》:卫气"其入于足也,入足心,出内踝下,行阴分,复合于目"。"行阴分"就包括行于脾脏,可见足心亦与脾相通。

足心与膀胱相通:足心属足少阴肾经,《灵枢·经脉》:"肾足少阴之脉……络膀胱。"

此外,《灵枢·经脉》等篇虽皆未直接说明足心与胃、胆、大肠、小肠、三焦诸腑相通,但脏腑之间的表里络属关系,则决定了足心既然与五脏相通,就必然与六腑相通。又因为营气、卫气皆行足心,八脉隶于肝肾,故足心亦可通过营卫气血的运行和奇经八脉而通达六腑,此不赘述。

2. 足心与器官肢体相通

根据《灵枢·经脉》,足心可通过足少阴肾经直接与以下器官和肢体相通:

足心与膈相通:《灵枢·经脉》:"肾足少阴之脉……斜走足心……上贯肝、膈。"

足心与喉咙相通:《灵枢·经脉》:"肾足少阴之脉……斜走足心……循喉咙。"也正因为肾经与咽喉相通,故其"是主肾所生病者……咽肿,上气,嗌干及痛"。《灵枢·杂病》亦曰:"嗌干,口中热如胶,取足少阴。"

足心与舌相通：《灵枢·经脉》："肾足少阴之脉……斜走足心……挟舌本。"《灵枢·根结》："少阴根于涌泉，结于廉泉。"廉泉即在舌下。

也正因为足心直接与咽喉、舌头相通，故临床上足心疗法对咽喉肿痛、口舌生疮等疾患疗效最佳。

足心与下肢相通：足少阴肾经起于足小指，斜走足心，行于下肢内侧的后缘。

足心与脊柱相通：《灵枢·经脉》："肾足少阴之脉……斜走足心……贯脊。"

足心与胸腹相通：足少阴肾经在腹部离前正中线 0.5 寸挟脐上行至胸部。《灵枢·经脉》："肾足少阴之脉……""斜走足心……注胸中。"

此外，足心还可通过经别、经筋、络脉等与下列器官、肢体相通：

足心与腰相通：足心属肾经，而腰为肾之府。另据《灵枢·经脉》："足少阴之别……其别者……外贯腰脊。"

足心与项背相通：项背为足太阳膀胱经所循行的部位，据《灵枢·经别》："足少阴之正……复出于项，合于太阳。"《灵枢·经筋》："足太阳之筋……入足心……循膂内挟脊，上至项，结于枕骨，与足太阳之筋合。"

足心与头脑相通：脊柱属督脉，内藏脊髓，直通于脑，而足少阴肾经，"斜走足心……贯脊内"。故足心可通过督脉与脑相通。另，肾主骨，生髓，而脑为髓海。《灵枢·经别》："足少阴之正……直者系舌本，复出于项，合于太阳。"太阳，即指足太阳膀胱经，而《灵枢·经脉》："膀胱足太阳之脉，起于目内眦，上额，交巅；其支者，从巅至耳上角；其直者，从巅入络脑，还出别下项。"故足心可通过足少阴经别的离、入、出、合，合于足太阳而通于头脑。

足心与耳相通：足心属肾经，而肾开窍于耳。另据《素问·缪刺论》："邪客于手足少阴、太阴、足阳明之络，此五络皆会于耳中，上络耳角。"

足心与阴器相通：阴器，即外生殖器。《灵枢·经筋》："足少阴之筋，起于小指之下，入足心……结于阴器。"

"经脉所通，主治所及"，至少以上足少阴肾经所循行或相通部位的疾病，足心涌泉穴皆可疗之，《内经》所谓"其动则病""是主肾所生病""其病"，乃举例示后人以法耳，学者自当深刻体会，灵活掌握，举一反三。

（二）从营卫（气血）运行看足心疗法

营气、卫气皆是中焦脾胃所化生的精微物质，如《灵枢·营卫生会》："人受气于谷，谷入于胃，以传与肺，五脏六腑，皆以受气，其清者为营，浊者为卫，营在脉中，卫在脉外，营周不休，五十而复大会。""中焦……泌糟粕，蒸津液，化其精微，上注于肺脉，乃化而为血，以奉生身，莫贵于此，命曰营气。""营卫者，精气也。"

营卫之气在生命活动中起着非常重要的作用。营者，荣也；营气行于脉中，主要起营养作用。如《素问·痹论》曰："营者，水谷之精气也，和调于五脏，洒陈于六腑,乃能入于脉也,故循脉上下,贯五脏,络六腑也。"《灵枢·邪客》曰:"营气者,泌其津液,注之于脉,化以为血,以荣四末,内注五脏六腑。"可见内而五脏六腑,外而形体四末,无不需要营气的滋养。《灵枢·营气》专门对营气在体内具体运行和通过的部位进行了描述,即从肺经—大肠经—胃经—脾经—心经—小肠经—膀胱经—肾经—心包经—三焦经—胆经—肝经—肺经的顺序环周不休。其中特别提到了营气循行于足心。(树中注:古人云:读书当于无字中求字。以前读此段经文时,每不为意,以为不过十二经脉循行次序而已。但自开始潜心于脐疗、鼻疗、足心疗法、手心疗法、眼疗等之后,却越来越觉得此段经文耐读,此段经文所述营气所过的一部位,如脐中、足心、掌中、颜颞等等,恰恰正是各种疗法的部位,巧合乎? 岂不奇哉?! 岂不妙哉?!)

卫者,卫也;卫气行于脉外,主要起护卫作用。如《素问·痹论》曰:"卫者,水谷之悍气也,其气慓疾滑利,不能入于脉也;故循皮肤之中,分肉之间,熏于肓膜,散于胸腹。"《灵枢·本脏》曰:"卫气者,所以温分肉,充皮肤,肥腠理,司开合者也。"《灵枢·邪客》亦曰:"卫气者,出其悍气之慓疾,而先行于四末、分肉、皮肤之间,而不休者也。昼日行于阳,夜行于阴,常从足少阴之分间,行于五脏六腑。""常从足少阴之分间",即指卫气以足少阴经为起点行于阴分(五脏六腑)。那么,是以足少阴经的哪个地方为起点呢?《灵枢·卫气行》对此做出了进一步解释:卫气"其至于足也,入足心,出内踝下,行阴分,复合于目,故为一周"。可见卫气就是从足心处行于阴分。(《素问·厥论》亦言:"阴脉者集于足下而聚于足心。")卫气在阴分的具体运行路线为:"其始入于阴,常从足少阴注于肾,肾注于心,心注于肺,肺注于肝,肝注于脾,脾复注于肾为周。"

营者,阴也;卫者,阳也;营气者,精气也;是知营卫即气血。医圣张仲景,著《伤寒杂病论》,调和营卫之桂枝汤为其开卷之第一方,原为治太阳中风而设,但后世医家经过临床实践证明:此方"外证得之,可解肌和营卫;内证得之,能化气调阴阳",被誉为群方之冠。可知调营卫即和阴阳,其功大矣。今营卫皆行足心,故涌泉一穴,则恰似桂枝一汤也。

(三)从标本根结看足心疗法

标本根结是针灸经络理论的重要内容。那么,何谓标本、根结呢? 标、本、根、结这几个字的本意是指树木而言。木之末曰标,标即指一棵大树上面的分枝和末梢;木之根曰本,本即指一棵大树下面的主干和树根;根即指树根;结即指树冠上所结的果实。可见标本根结理论是将人体以一棵根深叶茂、果实累累的大树为比喻,在论述经络的分布、营卫气血运行的基础上,来阐述"经气"在体内贯通、集中和扩散的情况,进一步说明人体的四肢末端、头面、胸腹等这几个特殊部位的重要性,以及人体脏腑、上下、内外的密切联系和对应关系。

根结理论始见于《灵枢·根结》篇,该篇论述了足三阴、三阳经的根结部位,以及手足三阳经的根、溜、注、入部位。可见,"根"有二:一是根结之"根",二是根、溜、注、入之"根"。其中,根结之"根"即足部的井穴;"结"则在头、胸、腹的一定部位。人之下肢和双足,恰如大树之树根,在十二经脉中,唯足六经起行于下肢足部,所以在《内经》中,根结之"根"仅指足三阴、三阳经。又因"四肢者,诸阳之本也",故根、溜、注、入之"根",则仅有手足三阳,而无手足三阴。

据《灵枢·根结》篇,足六经的根结部位如下:"太阳根于至阴,结于命门;命门者,目也。阳明根于厉兑,结于颡大;颡大者,钳耳也。少阳根于窍阴,结于窗笼;窗笼者,耳中也。太阳为开,阳明为阖,少阳为枢……太阴根于隐白,结于太仓。少阴根于涌泉,结于廉泉。厥阴根于大敦,结于玉英,络于膻中。太阴为开,厥阴为阖,少阴为枢。"在开、阖、枢中,枢指枢纽,是最重要的。在三阳中,少阳主枢,故《素问·六节脏象论》有"凡十一脏取决于胆也"之论,仲景《伤寒论》创少阳病主方小柴胡汤,后世用之,却也能治症最广。在三阴中,少阴主枢,其根足心涌泉穴位于人体最下部,《素问·厥论》言"阴脉者集于足下而聚于足心",则知少阴之根正如大树最深之根,而涌泉一穴又如柴胡一汤也。

根深则果繁叶茂,根绝则果落枝枯。标本根结理论为"上病下取,下病上取"打下了理论基础,尤其是为四肢末端的腧穴具有的远治作用提供了理论依据。

（四）从八脉隶于肝肾看足心疗法

八脉,指奇经八脉,包括任脉、督脉、冲脉、带脉、阴跷脉、阳跷脉、阴维脉、阳维脉八条经脉。奇经八脉在经络系统中占有极为重要的地位,它对十二经脉、经别、络脉起着广泛的沟通、联络、统率、主导、渗灌和调节作用。若把十二经脉比作自然界的沟渠的话,奇经八脉就是湖海。其中,督脉为"阳脉之海",任脉为"阴脉之海",冲脉为"十二经之海""血海""五脏六腑之海"。此外,带脉能约束诸经;阴阳跷脉主肢体两侧之阴阳,阳跷主持阳气,阴跷主持阴气;阴阳维脉能维系、联络阴经和阳经,阳维脉主宰一身之表,阴维脉主宰一身之里。

"八脉隶于肝肾"是由清代温病四大家之首叶天士在《临证指南医案》一书中提出的著名论点,意在强调奇经八脉与肝肾的联系。肝主藏血,肾主藏精;因精血互生,且温病学家认为肝肾同属下焦,故有精血同源、肝肾同源之说。但从经络的角度来看,八脉隶于肝肾应以肾为主体。

在奇经八脉这八条经脉中,有六条直接与足少阴肾经相通:

一是督脉:《素问·骨空论》:"督脉者……绕篡后,别绕臀至少阴,与巨阳中络者合少阴上股内后廉,贯脊属肾。"李时珍《奇经八脉考》:"其脉起于肾下胞中……别绕臀,至少阴与太阳中络者合少阴上股内廉……在骶骨端与少阴会,并脊里上行。"

二是任脉：任脉行于前正中线，而足少阴肾经在腹部离前正中线0.5寸上行，基本上与任脉融合于一起。《灵枢·五音五味》："冲脉、任脉皆起于胞中，上循脊里。"而足少阴肾经"贯脊"。另据《奇经八脉考》：任脉同"足厥阴、太阴、少阴并行腹里"。

　　三是冲脉：《灵枢·逆顺肥瘦》论冲脉："其下者，注少阴之大络……其下者，并于少阴之经，渗三阴。"《灵枢·动输》："冲脉者，十二经脉之海也，与少阴之大络起于肾下……并少阴之经，下入内踝之后，入足下。"《素问·骨空论》："冲脉者，起于气街，并少阴之经，挟脐上行，至胸中而散。"

　　四是带脉：《灵枢·经别》："足少阴之正……出属带脉。"

　　五是阴跷脉：《灵枢·脉度》："（阴）跷脉者，少阴之别……"《奇经八脉考》："阴跷者，足少阴之别脉，其脉起于跟中足少阴然谷穴之后，同足少阴循内踝下照海穴。"

　　六是阴维脉：《素问·刺腰痛》："刺飞阳之脉，在内踝上五寸，少阴之前，与阴维之会。"《奇经八脉考》："阴维起于诸阴之交，其脉发于足少阴筑宾穴，为阴维之郄。"

　　此外，阳维脉、阳跷脉虽不直接与足少阴肾经相通，但由于阴阳维脉相互维系，阴阳跷脉相互连通；且阳维与足太阳膀胱经相合，阳跷乃足太阳之别脉，足太阳膀胱经又与足少阴肾经相表里，故阳维、阳跷也与肾经密切相关。

　　八脉隶于肝肾，既有经络理论为依据，又有临床实践作证明，有重要的临床指导意义。如清温病四大家之一吴瑭亦曰："盖八脉隶于肝肾，如树木之有本也。"也正因为奇经八脉皆通于肾经，足心又为肾经之根，故足心就可以通过奇经八脉来贯通并调整周身。

　　综上所述，我们就可以得出一个具有重要意义的论点——"足心通十二经脉和五脏六腑论"，即足心可通过经络系统内连于五脏六腑，外络于四肢百骸。这一论点的提出，为足心疗法可以防治全身的各种疾病提供了坚实的经络学依据。

三、神经生物学

　　现代神经生物学研究证明，足心部有丰富的血管和神经组织，有躯体感受器，也有内脏感受器。足心疗法的各种方法，如针刺、灸疗、按摩、药物刺激等，都可能通过对足心部血管和躯体、内脏感受器的刺激，通过神经反射引起一系列的神经体液调节，从而起到防治疾病的目的。

　　对足心部躯体感受器的刺激可通过脊髓节段反射分别调整内脏器官和躯体、肌肉的功能活动（其基本反射通路为：足心部躯体感受器→坐骨神经→脊髓后角→

脊髓固有束→脊髓前角的运动神经元或侧角的交感神经元、副交感神经元→脊神经或交感、副交感神经→肌肉或内脏)。此外,对躯体感受器的刺激产生的冲动还可以上传至大脑,激活脑干网状结构、下丘脑、下丘脑—内分泌调节链、大脑边缘系统,对全身的机能进行一系列的神经体液调节。

在对足心部躯体感受器刺激时,也会同时刺激分布于足心部血管壁和腺体上的内脏感受器,由内脏感受器产生的冲动沿神经反射传入脊髓和大脑后(其基本通路为:内脏感受器→下肢血管周围交感神经→腰交感干→脊髓后角→脊髓前外侧索内脏感觉传导束→脑),可与躯体冲动汇合,并可能在调节内脏、心血管和内分泌方面起更重要的作用。

四、现代数学理论(黄金分割定律)

现代数学理论证明,0.618是一个非常奇妙的数字,它无处不在,远至古埃及的金字塔、古希腊的帕特农神庙、印度的泰姬陵、巴黎的埃菲尔铁塔,近到我们身边的每一片树叶、我们身体的各个部位……竟然处处都蕴含着这个比数,0.618这一位置,因为有着不可思议的特殊重要性,故被誉为"黄金点"。

以穴位为治疗点的中国针灸疗法,其基本的治病道理就是我们以上所说的"经脉所通,主治所及",然而,令人迷惑不解的是,在同一条经络上的穴位,为什么其主治病证的范围和疗效有较大的差异呢? 为什么有几个穴位如神阙、涌泉、印堂等竟然会治疗百病呢? 实际上,从数学理论上看,其道理很简单——这几个穴位恰巧就在人体的"黄金点"上。

在足这个人体相对独立的部分上,足心涌泉穴正好位于足底部0.618的位置上,这也就是说,足心正好是人体足部的"黄金点"。

在笔者所著的《中医脐疗大全》(济南出版社,1992年版)一书中,曾用数学理论证明了这样一个问题——在人体中处于"黄金点"上的穴位或部位,是调整整体功能和状态的最佳作用点(处)。所以位于"黄金点"的足心,也应该对全身有最佳的调整作用。

黄金分割定律与医学的结合,是一个崭新的课题,相信将不断有新的发现。

五、气功理论

气功讲究意守丹田,丹田有上、中、下之分,上丹田即两眉之间的印堂穴;中丹田即肚脐神阙穴,平常说的丹田即指中丹田而言;下丹田即足心涌泉穴。

丹田有上、中、下之分是中国古代传统文化思想之天地人三才观在气功中的具体体现。中国古代的传统文化思想认为，人生活于宇宙之中，上有天，下有地，天地人是一个有机的统一整体。如《周易·说卦》曰："立天之道，曰阴与阳；立地之道，曰柔与刚；立人之道，曰仁与义；兼三才而两之，故《易》六画而成卦。"老子《道德经》曰："人法地，地法天，天法道，道法自然。"《素问·宝命全形论》曰："夫人生于地，悬命于天，天地合气，命之曰人。""人以天地之气生，四时之法成。"正因为人与天地息息相通，"人身小天地；天地——小人"，所以上丹田在人体的上部以应天，又名天目；下丹田在人体的下部以应地，又名地冲；中丹田在人体的中部以应人，又名命舍。

气功多要求有一定的修炼姿势，如站位时要全身放松，双膝微屈，以利气血运行畅通，同时头顶百会穴要如以垂直之线向上牵之以上通天阳，足心涌泉穴要如扎地之树根而贯地阴，双手劳宫穴要环抱肚脐以和人气。再如双盘坐炼功时，五心朝天为最佳姿势；所谓五心，即指双手心、双足心、头顶心。佛家气功讲要"法轮常转"，法轮即五轮，亦即双手心、双足心、头顶心之五心。如佛家气功书籍《修习止观坐禅法要·治病第九》提出的治病方法为："常止心足下，莫问行住寝卧，即能治病。"佛家最崇拜的佛祖和菩萨多以脚踩祥云或脚踏莲花形式出现，由此亦可见足心在气功修炼中的重要性。

在足心外敷药物或给予某些刺激（如针刺、灸疗、按摩等），实际上也是间接地起到了意守下丹田的作用。

六、系统论

系统论是20世纪四大科学成就的主要内容之一，运用系统论来研究祖国医学，是80年代以来开辟的一个新的研究领域，山东中医学院祝世讷教授在这方面进行了开创性的研究工作，一门新的分支学科——系统中医学正在形成和完善。对其重要意义，著名科学家钱学森教授说："把中医固有理论和现代医学研究用系统论结合起来，那么，在马克思主义哲学的指导下，（中医）一定能实现一次扬弃，搞一次科学革命。"

系统论认为，人是有机的自然系统，是在"自己运动"中自我完成的，人这一系统的有序稳定的建立、维持和破坏，是系统（人）在内外涨落的推动下"自己运动"的结果和表现。所以，"中医治疗的一个首要特点，是重视和依靠机体的自组织过程的主体性加工，才反应出病、不病、何病；同样，一切外来的治病手段，也要通过机体自组织过程的主体性加工，才反应出效、不效、何效。故治疗的中心环节，应是如何调动、增强机体的自组织能力，通过其主体性和有目的地恢复有序稳定的活动，达到病愈的目的。"（祝世讷《中医系统学导论》）

足心疗法实际上就是一种外加的人工涨落,主要是通过触发、推动机体的自主性自组织活动而实现的,其本质是推动和促进机体进行自我调节。由于足心通于全身经脉和五脏六腑,是足部的黄金点,与整个机体有非常密切的联系,并且对外来的各种刺激(外加的人工涨落)非常敏感,因而足心疗法所用药物和刺激等这些"外加的人工涨落",就可以通过经络和神经反射对其"放大"和"增益",触发和推动机体的自我调节能力,从而起到治疗全身各种病证的目的。

　　综上所述,足心疗法有着很充实的理论基础,但现在这方面的研究还很不够,还没有达到运用足心疗法理论去指导足心疗法临床实践的高度,尤其是在运用中国传统文化思想和现代科学研究成果的结合方面对足心疗法进行更深入的研究,还很少有人涉及。

第四章　足心疗法的作用机理

足心疗法的作用机理是复杂的,目前看来可能有如下三个方面:一是药物和其他治疗手段作用于足心部而产生的刺激和调整作用(以下简称穴位刺激和调整作用);二是药物经足心穴位吸收后产生的药物本身的治疗作用(以下简称药物治疗作用);三是以上两种作用的综合作用(以下简称综合作用)。实际上,我们在第三章里就已经涉及足心疗法的作用机理这一问题了。

一、穴位刺激和调整作用

药物和其他方法(如针刺、灸疗、按摩、意守等)作用于足心涌泉穴而产生的刺激和调整作用主要通过以下两个途径来实现:

1. 经络的传导和调整作用

经络系统内属于脏腑,外络于肢节,在人的生理、病理和防治疾病等方面都有着非常重要的作用。如《灵枢·经脉》曰:"经脉者,所以决死生,处百病,调虚实,不可不通。"概括地说,经络具有运行气血、传导感应、调整虚实、协调阴阳的作用。在第三章里我们已经知道,足心涌泉穴通于十二经脉、奇经八脉、五脏六腑、肢体百骸,全身的经脉都直接或间接地到达足心部。因此,作用于足心部的各种刺激,就可以通过经络系统而起到畅通经络气血、传导刺激感应、调整脏腑虚实、平衡阴阳失调的作用,从而从根本上对各种疾病起到治疗和预防作用。

2. 神经的反射和调整作用

在第三章里,我们谈到了通过刺激足心部的躯体感受器和内脏感受器,可通过神经反射进入脊髓和大脑,引起一系列的神经体液调节。例如,对脑干网状结构的激活可提高机体的警觉水平,调节肌肉、内脏和心血管的机能活动;对下丘脑的激活可调节人体的精神、睡眠、进食、体温和性机能;对下丘脑—内分泌链的激活,可通过内分泌腺对机体进行一系列的体液调节,增强和调动机体的免疫力;对大脑边缘系统的激活,可调节内脏和心理活动……

从系统论的角度看,这种对穴位的刺激而产生的调整作用,其本质是触动和推动机体进行整体性的自我调节。

二、药物治疗作用

药物贴敷足心法是足心疗法的最常用方法。现代研究证明,药物完全可以透过皮肤而被吸收。皮肤分表皮、真皮,皮下有脂肪组织;表皮又可分为五层,最外层为角质层。药物经皮肤吸收包括两个时相:1. 穿透相:药物通过皮肤表面结构角质层和表皮,进入细胞外间质;2. 吸收相:药物分子通过皮肤微循环,从细胞外液迅速地弥漫散入血循环。穿透相比较复杂:角质层是皮肤主要屏障功能,它能防止化学物质的穿透;角化细胞含有结构脂质及水溶性物质,能缓慢地吸收水分;细胞间隙充满着板层结构样脂质,控制着水溶性溶质的扩散。由此可见,水溶性和脂溶性药物皆可经被动弥漫、穿透角质而被渐渐吸收。此外,皮肤附属器汗腺、毛囊皮脂腺也是药物吸收的通道,尤其是一些高分子物质。

人体各处的体表结构不同,决定了不同部位的体表皮肤吸收药物的能力也不相同。据 chien 报道,人体皮肤的通透性依耳后、阴囊、腹股沟、头皮、脚背、前臂、脚底的顺序降低。国外还有人测定,若以前臂皮肤吸收量为 1 的话,脚心的吸收量仅为 0.14。这说明足心并不像肚脐一样是一个特别有利于药物渗透和吸收的部位,也提示我们经足心疗法吸收后的药物作用并不占主要方面。但由于足心可以忍受较强的药物刺激,所以通过在足心运用刺激性较强的药物则可弥补其在吸收药物方面的不足,但不管怎样,足心贴药疗法必定会有药物的作用,这一点是完全可以肯定的,对此,古人也已经有所体验和记载,如《世医得效方》说:"衄血方……大蒜煨香,取三瓣研敷脚底,鼻中有蒜气即去之。"目前难以肯定的只是吸收药物的量到底有多少。

三、综合作用

一般情况下,内服某药能治某病,用某药作用于足心也能治某病,如用杏仁、半夏内服可治疗咳嗽,用杏仁、半夏贴敷足心也能治疗咳嗽;但时常也有例外,即将某药贴敷于足心可治疗某病,但将某药内服却不能治疗某病。如用吴茱萸、附子等温热药物贴敷足心可治疗口疮、咽痛等实热证,但吴茱萸、附子等温热药物内服不仅不能治疗因实热引起的口疮、咽痛等症,而且只能是火上加油,加重病情。这确实是一个值得思考的问题。此外,我们还发现,治疗同一种疾病,在足心所贴敷的药物不同,疗效也常常不同。同时,不用任何药物的针刺、按摩足心等方法同样对许多疾病有效。这些事实告诉我们:运用足心疗法防治疾病,其疗效的取得,既有药物对足心涌泉穴的刺激作用,也有药物经穴位皮肤吸收后药物本身的治疗作用,而且在一般情况下,往往是两种作用的综合作用。这种综合作用是在触发、调动和增强机体自组织能力的前提下或同时而实现的,其实质是一种综合的调整作用。

第五章　足心疗法的常用方法

　　足心疗法的方法众多,名称也很多,至今尚无统一的分类方法。我们认为,足心疗法大体上可分为以下几种方法。

一、足心贴药法

　　是指将药物制成一定的剂型(如膏、散、丸等)贴敷于足心部的方法,是足心疗法中最主要和最常用的方法。在具体应用时,又可分为以下数法:

　　1.贴药膏法:将药研细末,然后再用液体(常用者如醋、生姜汁、酒、蜂蜜、葱汁、水、唾液、酒精、茶、乳汁等,也可用氮酮等透皮剂)适量将药末调成膏状,然后将药膏贴敷于足心部,外用胶布或伤湿止痛膏固定,1～3天一换。也可先在药膏外加一层薄塑料纸,然后再用绷布或纱布包扎固定。该法在足心贴药法中最为常用。如《世医得效方》治疗小儿口疮,用天南星、密陀僧为末,醋调贴两足心。

　　也可运用类似伤湿止痛膏的成品软膏药直接贴于足心部。

　　2.贴药末法:将药物研细末后,直接贴敷于足心部,外用胶布或纱布固定。因药末容易外渗,不易固定,也不利于药物吸收,所以此法较少应用,现多以贴药膏法代替。

　　3.贴鲜药法:将新鲜药物切成片状,或捣烂成膏状,外敷于足心部,外用胶布或纱布固定。常用的鲜药有大蒜、葱白、生姜、鲜蓖麻子仁等。如《本草纲目》:"脑泻鼻渊,大蒜切片贴足心,取效止。"

　　4.贴药丸法:将药物制成丸状,贴敷于足心部,外用胶布或纱布固定。如《本草纲目》:"脚气作痛,蓖麻子七粒,去壳研烂,同苏合香丸贴足心,痛即止也。"又,阴虚火旺所致手足心热,可用知柏地黄丸贴敷足心。

5.贴黑膏法:将药物炼制成黑膏药,临用时取一帖,加温熔化后贴于足心部;此法可与贴药末法结合应用,即可先在膏药中央放适量药末,然后将膏药加温熔化后贴敷于足部。此法贴敷的时间可长一些,一般 5~10 天换药一次。

在运用足心贴药法时,宜先用温水将脚洗净,一则卫生,二则胶布容易粘贴,药物易于吸收。

以上属狭义的足心贴药法,广义的足心贴药法包括以下的足心涂药法、足心踏药法、足心熏洗法等一切在足心运用药物的方法。

二、足心涂药法

是指将药物研末后,用适当的液体将药末调成稠汁状(或直接选用油脂类药物),然后将药物稠汁涂于足心部的方法。此法既可以起到药物作用,也可通过涂擦起到对足心的刺激作用,因而在应用时宜反复涂擦。此法在古代较为常用。如《千金方》用五物甘草生摩方涂摩小儿的手足心,可防病保健。

三、足心踏药法

是指将药物踏于足心部以防治疾病的方法。常用的方法是将药物研细末,然后将药末撒于鞋袜内,穿于足部即可。或将药物盛于袋内,然后将脚心踏于药袋上亦可。多用于足部及下肢病证。如《本草纲目》:"一切脚气,盐三升,蒸热分裹,近壁,以脚踏之,令脚心热。"《串雅外编》:"脚气肿痛,樟脑二两,乌头一两,为末,醋和丸弹子大,每置于足心踏之,下以微火烘之,衣被围盖,汗出如涎为效。"

四、足心熏洗法

是指将药物煎汤,趁热先熏后洗足心部的方法。也可只熏不洗或只洗不熏。每次可熏洗 20~40 分钟,药凉后加温再用,一日 1~3 次,一剂药可重复使用 2~3 天。该法的适应证较广。如用麻黄汤熏洗足心可治疗风寒感冒,用艾叶熏洗足心可治疗小儿受寒引起的咳嗽等。

五、足心热熨法

是运用发热的物体在足心部热熨的方法。常用的方法是将药物炒热后,装入布袋内,趁热熨足心,药凉后炒热再熨,每次 15~30 分钟,每日 1~3 次。也可用热砖、热布鞋底等加温的物体或用热熨斗隔物熨之。此法可用于一切寒证,对下肢寒痹等证有佳效。

六、足心针刺法

是指在足心涌泉穴针刺的方法。具体的方法是:病人取卧位,伸直双腿,或取双膝跪位,脱下鞋袜,充分暴露足心涌泉穴,取 0.5~1.5 寸毫针,用 75% 的酒精棉球常规消毒后,快速并适当用力将毫针刺入(涌泉穴皮肤较厚,不易进针,快速透皮可减少疼痛感),实证用泻法,虚证用补法,留针 20~30 分钟后起针,每日针刺一次。

针刺涌泉穴治疗的病证很多,如明代高武《针灸聚英》、杨继洲《针灸大成》记载本穴可治疗 40 余种病证。但在人体的 361 个经穴之中,针刺涌泉穴时疼痛最甚,一般病人难以接受。所以目前针灸临床上多用本穴治疗一些癔病性失语、癔病性瘫痪、昏迷、晕厥等急危重证,取效甚捷。

因涌泉穴较难进针,故选用毫针时不宜太长、太细,以免针刺时造成弯针。

足心涌泉穴还可用三棱针点刺放血,多用于实热证。

七、足心灸疗法

灸,是灼烧之意。灸疗,是指利用燃烧某些材料产生的温热,或利用某些材料直接与皮肤接触来刺激身体的一定部位(穴位)而防治疾病的一种方法。因灸用材料多用艾,故灸法通常可分为艾灸法和非艾灸法两种。在足心部运用灸疗的方法,称为灸疗足心法。具体的应用方法有以下几种。

1. 艾条灸:病人取俯卧位或双膝跪位,点燃艾条,术者以手持之,对准足心涌泉穴灸之,距离以患者觉温热并能耐受为度,每次灸 15~30 分钟,至足心处潮红为止。根据手法不同,又可分为温和灸、回旋灸和雀啄灸。病人也可取座位,将一只脚放于另一侧膝盖上,自己持艾条对准涌泉穴灸之。

2. 艾炷灸:将艾绒搓制成下大上小圆锥状的艾炷,放于足心部,点燃后施灸。艾炷灸分为直接灸和间接灸,现多用间接灸。即先在足心涌泉穴放置一姜片或蒜片,约比五分硬币稍厚一些,上用针刺数个小孔,以利于灸热渗透;再在姜片或蒜片上放置艾炷,点燃其上端,任其自燃;燃烧完后再换一个艾炷。一般每次灸 5~9 个艾炷。

3. 天灸:又名自灸,今多称为发泡疗法。天灸法是利用本身即有较强刺激性的天然药物贴敷于穴位皮肤,使局部充血、起泡有如灸疮,以其能发泡如火燎,故名曰灸。实际上,天灸也是药物贴敷法。常用的天灸药物有大蒜、白芥子、斑蝥、蓖麻子、吴茱萸、甘遂、鲜旱莲草、鲜毛茛等。如蒜泥敷足心可治疗鼻衄、咳嗽。

因为双足是人的动力器官,故一般应用该法时不宜发泡。方法有二:一是贴敷的时间可短一些,二是在贴药前可先在足心涂一层油脂类物如猪脂、凡士林等。

4. 灸疗器械:运用研制的灸疗器械在足心部施灸。目前,各种灸疗器械较多,可根据不同情况选用。

灸疗足心法可用于各种病证,尤其是对虚寒证效果更好,但阴虚火旺证一般不宜用此法。

八、足心按摩法

是在足心部或按揉或摩擦以防治疾病的方法。常用方法有以下几种。

1. 按法:用拇指的指腹垂直按压足心涌泉穴,按下片刻后再提起,一按一放,反复进行,用力以病人能耐受为度。

2. 摩法:用手掌面或食、中、无名指指面附着于足心部,以腕关节连同前臂作环形或来回的有节律的摩擦,摩擦时频率宜快,用力宜稍重,摩至双足心发热为度。

3. 揉法:用拇指或食指或中指指端放于足心涌泉穴处,来回按揉。

按摩足心法简便易行,可让病人自己进行按摩。

按摩足心法是防病保健的常用方法,古今医家都非常重视。如第一部外治专著——清程鹏程《急救广生集》载:"擦足,每晚上床时,用一手握指,一手擦足心,如多至千数,少至百数,觉足心热,将足指微微转动,二足更番摩擦。盖涌泉穴在两足心内,摩热睡下,最能固精融血,康健延寿,益人之功甚多。"

九、意守足心法

意守足心法是一种气功锻炼的方法。意守时,可采取站立位或坐位,也可采用卧位,将全身放松,去除杂念,双目微闭,舌抵上腭,将意念放于足心涌泉穴处,时间可由短到长,每次可意守20~60分钟左右,也可根据个人的不同情况将时间缩短或延长。每日1~3次。

意守足心法一般不会出偏差,可强身健体,延年益寿,对体弱多病者或上热下寒者最为适宜。本法多和按摩足心法配合应用,效果更好。

此外,还有激光照射足心法、药物注射足心法等。

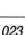

第六章　足心疗法的用药特点与剂型

一、足心疗法的用药特点

足心疗法属外治疗法,在用药上与内服法有很大的不同。由于足心疗法取效的机理一是刺激作用,二是药物作用,三是刺激和药物的综合作用,所以在足心疗法用药时,也应着眼于以上三个环节。具体地说,主要有以下几点:

1. 多用对穴位皮肤有一定刺激性的药物为主药,或在辨证的基础上加入有一定刺激性的药物为引,如吴茱萸、天南星、蓖麻子、白芥子、斑蝥、白胡椒等。

2. 多用鲜药、生药、猛药。如鲜大蒜、鲜葱白、鲜生姜、鲜蓖麻子、生香附、生栀子、生巴豆仁、大黄、芒硝等。这一是为了用药方便,可随时随地取药,二是为了加强刺激,利于药物吸收。

3. 多用气味俱厚的温通药物。如苍术、半夏、附子、南星、川乌、草乌、肉桂等。

4. 多用偏降的药物,少用偏升的药物。如吴茱萸、半夏、巴豆、黄连、大黄、芒硝、栀子、桃仁、杏仁、地龙等。

二、足心疗法的常用剂型

1. 软膏剂:此处的软膏剂是指将药物研末后,再用醋、水等液体调成的膏状物或将鲜药直接捣烂而成的膏状物,与药剂学上的软膏剂含义不尽相同。这是从古至今足心疗法最常用的剂型。

2. 散剂:将药物研末后备用,用时取适量贴敷足心部。因难以固定,现已少用。

3. 涂膜剂:将药物调成稠糊状,或按现代制剂工艺制成涂膜剂,用时涂抹于足心部。

4.橡皮膏:按现代制剂工艺制成类似伤湿止痛膏状的橡皮膏,用时直接贴于足心部。

5.黑膏剂:即传统的黑膏药。用时取一帖加温熔化,趁热贴于足心部。

6.丸剂:用药物捣烂成丸状,或将药物研末后加入赋形剂(水、蜂蜜、醋等)制成大小适宜的药丸。用时取一丸贴于足心部。

7.熨剂:将药物炒热装入布袋内,趁热熨足心部;也可按现代制剂工艺制成类似"坎离砂""热敷灵"样的熨剂。

8.灸剂:将艾叶或再加入其他药物制成艾条或艾炷,用时灸足心部。

相信随着新的外用制剂的不断问世,足心疗法的药用剂型也将会有所更新和增多。

第七章 足心疗法的功用与适应证

足心疗法的功用很多,适应证也很广,根据古今中外文献的记载和我们临床应用的体会,足心疗法对泌尿、生殖、神经、内分泌、循环、呼吸、免疫、消化等系统均有一定的调理作用,可广泛用于内、外、妇、儿、五官等科 100 多种疾病的治疗和预防。概括地说,足心疗法的功用和适应证如下:

1. 补肾益精,滋阴壮阳:足心涌泉穴为足少阴肾经之根,肾为先天之本,主藏精,内藏元阴元阳,为水火之宅。足心疗法可增强肾之功能,使肾精与元阴元阳充足,故可用于各种肾精亏虚或元阴、元阳不足之证,或久病及肾之证。

2. 降火纳气,引热下行:肾为封藏之本,主纳气,为气火之根。足心涌泉穴位于人体最下部,故足心疗法(尤其是在足心贴敷吴茱萸等降逆的药物)可以引上部的逆气和火热下行,对气不潜降、虚火上炎及上焦头面咽喉火热之证如咳嗽、气喘、口舌生疮、咽喉肿痛等效果最佳。

3. 清上实下,交通心肾:心属火在上,肾属水在下,正常情况下,心火能下及肾宅以温肾水,肾水能上达心宫以济心火,故人体上虽属火而不热,下虽属水而不寒,此为心肾相交,坎离既济。足心为少阴经,肾经属肾通心,故足心疗法可上清心火,下温肾水,可用于心肾不交引起的失眠及上热下寒诸证。

4. 滋水涵木,平肝潜阳:肾藏精属水,肝藏血属木,因精血互生,故肝肾同源。据《素问·厥论》"阴脉者集于足下而聚于足心",故足心疗法可同调肝肾两脏,滋补肝肾之阴,对肝肾阴虚、肝阳上亢所致的高血压、头痛、眩晕等有较好疗效。

5. 扶火生土,散寒除湿:寒从足下起,"伤于湿者,下先受之"。足心其位最下,易感受寒湿之邪。寒邪入内易伤肾,湿邪入内易伤脾。脾肾两经皆聚于足心,故足心疗法可温补脾肾,散寒除湿,可用于脾肾阳虚、寒湿内侵所致的四肢畏寒、脘腹冷痛、大便泻泄及下肢疼痛麻木、痿痹等证。

6. 疏通经络,行气活血:足心通于十二经脉,经脉是运行气血的道路。足心疗法可使全身经脉通畅,"通则不痛","气血调和则无病",故下肢痹证、腰痛等诸痛证,以及气血失调所致病证皆可用之。

7. 通阳苏厥,醒脑开窍:元阳以肾为宅,以阴为妃,人有阳气则生,无阳气则厥。足心为肾经之根,脑为髓海,肾主骨生髓。故针刺足心,对阳气不通、脑窍闭阻所致的昏厥、中风、失语等每有苏厥救急之功。

8. 调理奇经,温补下元:八脉隶于肾肝,肝肾同属下焦,阴脉聚于足心,故足心疗法可温补肝肾下元,调理奇经八脉。对与肝肾和奇经八脉有密切联系的泌尿、生殖系统疾病和妇产科病证有较好疗效。

9. 调和营卫,平衡阴阳:营卫之气皆行足心,营气属阴,内荣五脏六腑;卫气属阳,外固皮毛肌腠。故足心疗法外可用于营卫失调之表证,内可用于营卫失荣之里证。起到"外证得之,可解肌和营卫;内证得之,能化气调阴阳"的作用。

10. 调整脏腑,祛病延年:足心内通五脏六腑,对脏腑功能有双向调整作用,使脏腑功能活动恢复到或维持在正常状态;此外,人之衰老缘于肾精亏虚,涌泉能固精补肾,故足心疗法可用于预防保健和益寿延年。

第八章　足心疗法的优点和注意事项

一、足心疗法的优点

1. 足心疗法非常简单，一看便知，一听便懂，一学便会，省去了煎药、服药和注射药物的麻烦；不仅医者可用，患者也可在家庭中自我治疗，便于普及推广。

2. 足心疗法的适应证广泛，可通治内、外、妇、儿、五官、传染等科 100 多种病证，大凡临床上的常见病和多发病皆可用之，并且疗效确实，不仅能治标，而且也能治本。

3. 足心疗法除针刺足心一法外，无任何痛苦。

4. 足心疗法所用的药物大都是常用中草药和家庭常备的食物（如蒜、葱、生姜、胡椒等），药源广泛，取材方便；足心疗法每次所用药物的剂量也很少（每次 10 克左右），费用不多，节省药材，尤其适合于在广大的农村使用。

5. 足心疗法属外治疗法，安全可靠，一般无毒副作用。用药一般没有禁忌，有毒的药物如斑蝥、生草乌等皆可用之，中药配伍中的十八反也不必顾虑，故临床上可放胆用之；即使在应用时出现不适感或意外反应，也能及时去掉或更换药物。

6. "上工不治已病治未病。"足心疗法不仅可治疗疾病，而且可以无病先防，强身健体，虽正常人也可用之。

二、足心疗法的注意事项

1. 在足心贴敷药物或行按摩时，宜先用温水洗净足部，以方便治疗，利于气血运行和药物渗透。

2.足心贴药法一般多在晚上临睡前用药,且宜包扎固定好,以免影响白天行走,或因行走将贴敷药物移动位置,影响疗效。

3.足心一般不宜发泡,以免影响行走。在运用有较强刺激性的药物如大蒜、斑蝥、白芥子等时,贴敷时间不宜过长,并宜先在足心涂一层凡士林或猪脂或其他油膏,可防止起泡。在给小儿用药时,尤应注意这一点。若已起泡,可用消毒针头将泡内水液放出,外涂龙胆紫,再用消毒纱布包扎固定。

4.足心疗法的各种方法,可以单独应用,也可以配合或交替应用。在运用其他方法时,若再配合局部热熨或灸疗,可提高疗效。

5.孕妇若不是治疗妊娠诸病,宜慎用足心疗法,有堕胎或毒副作用的药物更当慎用或禁用。

中 篇

足心疗法的临床应用

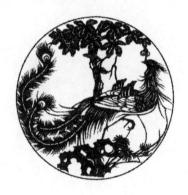

第一章　传染病

一、流行性感冒

1 方

【药物】水泽兰叶 15 克,鲜黄皮果树叶 15 克,大青叶、鱼腥草、川芎各 30 克。

【制法】上药均鲜用,捣烂如泥。

【用法】敷双足心涌泉穴及双侧太阳穴。用于流行性感冒。

【出处】《穴敷疗法聚方镜》。

2 方(流感膏天灸法)

【药物】水泽兰叶、黄皮果树叶、鱼腥草各 15 克,生姜、大蒜、葱白各 10 克。

【制法】上药均鲜用,共捣烂如泥膏状。

【用法】分别贴敷于足心涌泉穴、太阳穴和大椎穴,盖以纱布,用胶布固定,贴药局部灼辣、发赤,随之出汗。贴药后嘱患者喝姜糖水 1 小碗,以助药发汗,取效更捷。用于流行性感冒。

【验案】患者,女,17 岁,学生。1978 年春,"流感"流行,患者患流行性感冒,发热(38.3℃),持续 3 天,头痛如劈,咳嗽频作,咯痰黄稠,口渴引饮,舌苔薄黄,脉浮数。用流感膏天灸法,连续贴药 3 天,发热消失,头痛缓解,余症亦好转。

【出处】《中医天灸疗法》。

【备注】若皮肤起水泡,可按常规处理。

二、痄腮(流行性腮腺炎)

痄腮即流行性腮腺炎,是由腮腺炎病毒所引起的一种急性传染病,以发热、耳下腮部肿胀疼痛为主要特征。本病冬春多见,发病年龄以 5~9 岁小儿为多,但青少年及成年人亦有发病。

1 方

【药物】吴茱萸 15 克,大黄、胡连、南星各 6 克。

【制法】每次用 6 克,醋调成糊状。

【用法】贴双足涌泉穴。用于流行性腮腺炎。

【疗效】治疗 10 例,经随访者 6 例,一般用药 1~2 天热退肿消,3~4 天症状消失而全部治愈。

【出处】《俞穴敷药疗法》。

【备注】亦治溃疡性口腔炎,本方亦可用白蔹代替胡连。

2 方

【药物】吴茱萸 9 克,虎杖 5 克,紫花地丁 6 克,胆南星 3 克。

【制法】共研细末,醋调成糊状。

【用法】敷双足涌泉穴,上隔一层塑料纸,再用纱布、胶布固定。用于流行性腮腺炎。

【出处】《浙江中医杂志》1990 年第 2 期。

3 方(吴贝散)

【药物】吴茱萸 12 克,象贝母、大黄各 9 克,胆南星 3 克。

【制法】研为细末,用醋调成膏状。

【用法】外敷涌泉穴,患左敷右,患右敷左,双侧患病,左右皆敷,每日换药 1 次。用于腮腺炎。

【疗效】治疗腮腺炎 100 多例,疗效满意。单用敷药 1~3 天痊愈者约占 2/3,因病情重合用板蓝根冲剂及退热药者约占 1/3。

【验案】患者,男,5 岁。症见左右耳下腮部双侧肿胀疼痛 2 天,咀嚼食物不便,身有微热,精神不振。诊断为流行性腮腺炎(轻型)。以吴贝散醋调敷双脚心,每日 1 剂,3 天痊愈。

【出处】《新中医》1984,(8):30。

4 方

【药物】黄连、大黄、吴茱萸各 10 克,胆南星 7 克。

【制法】共研为细末,用醋或开水调成膏。

【用法】晚上临睡前贴涌泉穴,外用纱布固定,翌晨去掉,连用 3 个晚上。

【疗效】治疗流行性腮腺炎 200 多例,疗效满意。

【出处】《中医外治法集要》。

5 方(吴茱萸肉桂散)

【药物】吴茱萸 20 克，肉桂 2 克。

【制法】共研为细末，醋调成稠膏。

【用法】晚上临睡前贴双足涌泉穴，能引热下行。

【验案】患者，男，6 岁，1979 年 6 月 3 日初诊。恶寒发热 2 天，左侧腮部肿胀疼痛 1 天。曾服银翘解毒丸，药后寒热稍减，但腮部肿胀依然，遂求治于余。刻诊：颜面潮红，头痛略咳，左腮部肿胀拒按，灼热疼痛，大便结，尿黄赤，舌红苔黄，脉滑数。用吴茱萸肉桂散量减半用之，次日腮部肿痛大减，且寒热皆除；继敷药 1 次，腮部肿痛全消。

【出处】《云南中医杂志》1988，(1)：48。

6 方

【药物】吴茱萸 15 克，白蔹 6 克，大黄 6 克，胆南星 3 克。

【制法】共研为细末，用瓷瓶装好备用。

【用法】1 岁以内小儿，每次用药 1 克；1～5 岁，每次用药 2 克；6～10 岁，每次用药 3 克；11～14 岁，每次用药 6 克。取药末加醋适量，调成糊状，敷药前先用酒精棉球擦两足心涌泉穴，然后将药摊子敷料上，贴于涌泉穴，纱布固定，24 小时换药 1 次。用于痄腮。

【出处】《上海中医药杂志》1965 年第 5 期。

7 方

【药物】吴茱萸子 9 克，虎杖根 4.5 克，梨头草 6 克，胆南星 3 克。

【制法】研末，醋调膏状。

【用法】敷涌泉穴。用于痄腮。

【出处】《新中医》1974 年第 1 期。

8 方

【药物】吴茱萸 9 克，冰片 2 克。

【制法】共研为细末，以米醋调成糊状。

【用法】敷双脚涌泉穴，外加纱布固定，每日换药 1 次；另以青黛 30 克，用醋调涂肿痛处，药液干后可重复再涂，每日数次。用于痄腮。

【出处】《广西中医药》1989 年第 2 期。

9 方

【药物】吴茱萸粉 5 克，生大黄粉 3 克，制南星粉 2 克。

【制法】用醋调匀成糊状。

【用法】敷足心涌泉穴，用纱布包扎固定，24 小时后取下，再换新药，连用 3～4 天。用于痄腮。

【出处】《中国民间疗法》。

10 方

【药物】吴茱萸 10 克,胆南星 6 克,生大黄 10 克,紫金锭 10 片。

【制法】共研为细末,用醋调成饼状。

【用法】每用 8 克,敷在双足涌泉穴上,每日 1 次。用于腮腺炎。

【疗效】治疗 69 例,1 天治愈 9 例,2 天治愈 36 例,3 天治愈 24 例。

【出处】《中医药学报》1990,(5):34。

11 方(二黄散)

【药物】吴茱萸 15 克,生大黄 12 克,川黄连 8 克,胆南星 4 克。

【制法】上药焙干,研为细末,和匀,加醋拌和,调成稠糊状,制成药饼。

【用法】于晚间睡前敷于双足涌泉穴处,晨起时取下,每晚敷 1 次。用于小儿痄腮。

【疗效】治疗小儿痄腮 40 例,均愈;1 次痊愈者 8 例,2 次痊愈者 14 例,3 次痊愈者 12 例,4 次痊愈者 6 例;其中 5 例患儿体温烧至 39% 以上,给以口服 APC,协助降温。

【验案】患者,男,3 岁,1991 年 11 月 17 日诊。其母代述,发热 2 天,左腮部肿痛 1 天,张口和咀嚼时局部疼痛加重。查体:左耳下漫肿不红,触压疼痛,左颊部内侧黏膜腮腺管口红肿;舌质红,苔薄白,脉浮数;查血:WBC6.0 × 10^9/L,N53%,L47%。诊断为痄腮。用二黄散贴敷足心,1 剂后热退肿消。

【出处】《江苏中医》1992,(9):391。

12 方

【药物】黄连 6 克,黄柏 9 克,大黄 15 克,板蓝根 15 克。

【制法】取上药焙干,研为细末,用食醋 15 克,加少量水调成糊状。

【用法】敷于患处,每日 2 次,连敷 2~4 天;重症病例伴有高热及全身中毒症状明显者可同时用上药敷两足心涌泉穴。用于流行性腮腺炎。

【出处】《常见病简易疗法手册》。

13 方

【药物】鲜万年青适量,独头蒜 1 枚。

【制法】万年青洗净切碎,大蒜去皮,共捣烂如泥糊状。

【用法】先用温水洗净擦干两足,然后将上药敷于涌泉穴,用纱布固定;如未愈,24 小时后洗去药糊,再换敷,一般连用 2~3 次,为预防局部起泡,可先用少许石蜡油或其他油类涂擦足底皮肤。用于流行性腮腺炎。

【出处】《常见病简易疗法手册》。

14 方

【药物】吴茱萸、天南星、胡黄连各 4 克,大黄 6 克(男孩加川楝子 4 克,女孩加红花4克)。

【制法】上药共研为细末,用食醋调成糊状,以不流淌为度。

【用法】敷双足涌泉穴,外敷薄膜纸,绷带包扎24小时,一般患者均在24～48小时内治愈。24小时内需卧床休息,忌食生、冷、酸、甜等刺激性食物,宜温热饮食。包扎松紧适宜,包扎3～4小时后足心有发热感或轻微疼痛为正常现象。若灼热、疼痛明显者需及时解除包扎,以防局部发生水泡。24小时后,足心有黄染或皮肤皱缩,可用温水清洗,无需特殊处理。用于流行性腮腺炎。

【出处】《江苏中医》,1999,20(6):26。

15 方

【药物】六神丸30粒,冰硼散15克,青黛30克,芒硝12克。

【制法】将上药研细,加老陈醋调糊。

【用法】敷腮腺肿胀处和涌泉(左腮肿敷右涌泉,右腮肿敷左涌泉),每6～8小时更换1次,连续4天,直至发热、腮肿消失。用于痄腮。

【出处】《广西中医药》,1990,(5):38。

16 方

【药物】杏仁、桃仁、木通各10克,白胡椒15克,炒扁豆20克,细辛、白芥子、鸡血藤、柴胡各6克,木鳖子15克,沉香、甘遂、陈皮各5克。

【制法】将上药共研细末、混匀。每次6克,用蛋清或凡士林调膏。

【用法】将药膏敷双侧涌泉穴,再用纱布包裹固定,每天换药一次,7天为1疗程。用于治疗流行性腮腺炎。

【出处】《中医外治杂志》,1999,8(2):46。

17 方(清热解毒散)

【药物】胡黄连、吴茱萸各等份。

【制法】共研细末,7.5克为一剂,用醋调成糊状。

【用法】上药敷于双足心(涌泉穴),每次用量可连敷3宿。用于流行性腮腺炎。

【出处】《中医外治杂志》,1999,18(4):23。

18 方(茱黄膏)

【药物】吴茱萸、大黄、虎杖、胆南星、蜂蜜适量。

【制法】取大黄煎煮滤过,滤液浓缩成浓膏状备用。取吴茱萸、虎杖加水煎煮,滤过,滤液浓缩成稠膏状备用。取胆南星粉碎成细粉,过100目筛,备用。取蜂蜜文火加热并搅拌,过滤去杂质,炼至呈浅红色。取吴茱萸、虎杖药膏及胆南星药粉加入炼好的热蜜中,搅匀,趁热摊涂于裁好的棉布或油纸上即可。

【用法】取茱黄膏热浴软化,贴敷脚底涌泉穴,用纱布包扎即可。一侧腮腺发炎贴对侧涌泉穴,双侧腮腺发炎贴双侧涌泉穴。每天换药 1 次。用于流行性腮腺炎。

【出处】《军事医学科学院院刊》,1995,19(3):237。

19 方

【药物】吴茱萸 15 克,紫花地丁、生大黄各 6 克,胆南星 5 克。

【制法】上药共研细末,过 80 目筛备用。

【用法】每晚睡前泡脚洗净揩干,行足底按摩片刻,然后切生姜一片擦足底涌泉至发热。取上药适量以陈醋调糊敷于两涌泉穴,外盖麝香虎骨膏固定,次晨取下,每次时间最好不少于 10 小时。用于小儿腮腺炎。

【出处】《陕西中医学院学报》,2003,26(5):37。

三、流行性乙型脑炎(乙脑)

流行性乙型脑炎简称"乙脑",是由乙型脑炎病毒引起的中枢神经系统的急性传染病,以高热、嗜睡、头痛、惊厥、昏迷及脑膜刺激征为主要临床表现。属于中医"暑温""伏暑""暑痫""暑厥"等病范畴。

1 方

【药物】吴茱萸 9 克,附片 9 克,明矾 6 克,面粉 30 克。

【制法】共研细末,以醋一杯调和作饼两个。

【用法】分贴两足心,纱布包扎固定。用于乙脑身热头痛而下肢厥冷者。

【出处】《中医外治法》。

2 方

【药物】桃仁、杏仁、枣仁、栀仁各 6 克。

【制法】共研细末,加面粉少许,用鸡蛋清调匀,分成 4 份。

【用法】敷手足心,纱布包扎 6~8 小时取下,如皮肤呈蓝色为有效,可继续换药敷贴。用于乙脑身热头痛。

【出处】益阳《防治乙脑资料》、《中医外治法》。

【备注】四肢厥冷者忌用。贴药后皮肤呈蓝色是因为药中有栀子仁之故。

3 方(四大一小方)

【药物】大青叶(全草)60 克,生大黄 18 克,牛蒡子 15 克,大蓟 15 克,瓜子金 12克。

【制法】共研细末,以水酒(或低度酒)调成膏状。

【用法】敷双足掌正中,包扎固定,每日 1 次。用于乙脑。

【出处】《四川中医》1986,(3):16;《古今中药外治真传》。

四、流行性脑脊髓膜炎（流脑）

流行性脑脊髓膜炎简称"流脑"，是由脑膜炎双球菌引起的急性传染病，多发于冬春两季，以起病急骤、发热、头痛、呕吐、颈项强直及皮肤瘀点为特征；属于中医"春温""瘟疫"等病范畴。

1方

【药物】吴茱萸9～15克，烧酒少许。

【制法】将吴茱萸研成细末，用烧酒调和成膏。

【用法】敷于病人双足涌泉穴与双手劳宫穴，用布包好，约敷1～2小时。用于流行性脑脊髓膜炎。

【出处】《常见病验方研究参考资料》。

五、痢 疾

痢疾是以腹痛、里急后重、便下赤白脓血为主症的疾病，包括现代医学的细菌性痢疾、阿米巴痢疾、慢性非特异性溃疡性结肠炎等疾病。

1方

【药物】吴茱萸18克。

【制法】研细末，醋调成膏状。

【用法】敷两足心涌泉穴，纱布包扎，2小时后取下。用于细菌性痢疾，纳呆肢冷者。

【出处】《中医外治法》。

2方

【药物】大蒜适量。

【制法】捣烂成膏状。

【用法】贴双足心涌泉穴。用于泄泻暴痢。

【出处】《本草纲目附方分类选编》。

【备注】《千金要方·卷十五》："治小儿冷痢方：捣蒜敷两足下。"

3方

【药物】大蒜31～63克。

【制法】捣烂成泥状。

【用法】包两足心，鼻有蒜气时即效。用于冷痢。

【出处】《贵州民间方药集》。

4 方

【药物】大蒜适量。

【制法】捣烂成泥状。

【用法】贴敷于两足心,亦可贴脐中。用于噤口痢。

【出处】《千金方》《万病单方大全》。

5 方

【药物】吴茱萸、附子末各适量。

【制法】醋调成膏状。

【用法】敷足心,引热下行。用于噤口痢。

【出处】《理瀹骈文》。

6 方

【药物】吴茱萸适量。

【制法】研末,醋调成膏状。

【用法】敷两足心,极效,此引热下行法也。用于噤口痢疾。

【出处】《验方新编》。

7 方

【药物】大蒜头1个。

【制法】捣烂成泥状。

【用法】敷涌泉穴,1小时后取下。用于痢疾。

【出处】《中国民间疗法》。

8 方(治痢仙方)

【药物】茜草1握。

【制法】煎水。

【用法】洗两足心即愈。用于痢疾。

【出处】《奇方类编》《急救广生集》。

9 方

【药物】梧桐叶1.5~2千克。

【制法】煎水。

【用法】洗足自愈。用于泻痢。

【出处】《奇方类编》《急救广生集》。

10 方(噤痢膏天灸法)

【药物】吴茱萸60克,巴豆30克,黄蜡10克,丁香3克。

【制法】共捣烂,醋调成膏状。

【用法】分别贴敷于足心涌泉穴和肚脐神阙穴,盖以纱布,胶布固定,每日贴药

1 次,至愈为止。用于噤口痢疾,口噤不能食,食则呕吐,下痢脓血,里急后重,脐腹疼痛,脉沉紧者。

【出处】《中医天灸疗法》。

【备注】贴药后局部有烧灼、刺痛感,甚至起泡,应极力忍耐,水泡可按常规处理。贴药期间忌食生冷、辛辣、肥腻之品。

11 方

【药物】白杨树上落下杨狗不拘多少。

【制法】煎水。

【用法】洗脚底心,即止,不可洗脚背。用于小儿痢疾。

【出处】《近代中医珍本集验方分册·历验单方》。

六、麻疹

麻疹是一种急性发疹性传染病,以发热 3 ~ 4 天后,皮肤出现红如麻粒大小的疹子为特征。本病主要发生于儿童,冬春两季多见。

1 方

【药物】大麻子、小蓟各适量。

【制法】共捣如泥状。

【用法】敷手足心,3 ~ 5 分钟后即可透疹。用于麻疹应出不出,或疹出不透者。

【出处】《常见病验方研究参考资料》。

2 方

【药物】牵牛子 15 克,白矾 30 克,面粉少许。

【制法】研细末,醋和为饼。

【用法】敷两脚心涌泉穴。用于麻疹并发肺炎。

【出处】《常见病验方研究参考资料》。

3 方

【药物】白矾 30 克,二丑 15 克,小麦面适量。

【制法】共研细末,用醋调膏。

【用法】敷双足涌泉穴,干后即换。用于麻疹并发肺炎。

【疗效】治疗 51 例,痊愈 46 例,占 90% 。

【出处】《俞穴敷药疗法》。

4 方

【药物】生大蒜 1 个。

【制法】捣成饼状。

【用法】敷涌泉穴,左鼻衄敷右,右鼻衄敷左,双侧鼻衄则双侧同敷;1~3岁敷2小时,4岁以上敷3小时。用于麻疹全身透现,而高热不退,鼻衄不止者。

【出处】《湖南中医单方验方·第七辑》《中医外治法》。

5方

【药物】朱砂1克,轻粉0.6克,火麻仁5粒。

【制法】共捣如泥状。

【用法】敷双足涌泉穴,纱布包扎12小时为度。用于麻疹后眼生翳膜。

【出处】《河南省中医秘方验方汇编》。

6方

【药物】大葱若干。

【制法】捣烂成泥状。

【用法】纱布包裹,敷足心涌泉穴。用于麻疹应出不出,或疹出不齐。

【出处】《中医外治法集要》。

7方

【药物】大葱若干。

【制法】捣烂,纱布包裹。

【用法】敷于肚脐,擦足心、手心、肘窝、腿弯、前心、后心,2小时擦1次。用于麻疹。

【出处】《实用中草药外治法大全》。

【备注】宜与6方合参。

8方

【药物】白萝卜叶15克,蓖麻子8粒。

【制法】共捣如泥,纱布包裹。

【用法】擦患者的五心(双手心、双足心及心口)。用于麻疹。

【出处】《实用中草药外治法大全》。

9方

【药物】生萝卜适量。

【制法】捣烂。

【用法】敷足心。用于痘疹发热不退。

【出处】《家庭中药外治疗方》。

10方

【药物】胡椒9克,葱头5个。

【制法】胡椒研细末,与葱头同捣烂,用红糖调如糊状。

【用法】敷于胸部及手足心几分钟麻疹即出。用于麻疹。

【出处】《新编偏方秘方汇海》。

11 方

【药物】黑、白丑各 50 克，白矾 150 克，面粉、米醋各适量。

【制法】将黑白丑和白矾分别研细末，加入面粉和匀，用米醋调成糊膏状。

【用法】用时取药膏适量，均匀摊在纱布上，包贴两足心涌泉穴，每天换药 1 次。用于麻疹并发肺炎者。

【出处】《常见病中医自疗便方》。

12 方

【药物】铅粉 30 克，酒曲 3 枚。

【制法】上 2 味，先用鸡蛋清将铅粉调和成膏状。

【用法】涂于胃口及两手心，再将酒曲研细，用热酒调和，分做成两个小饼，贴于患儿两足心，外用纱布固定。用于小儿麻毒内盛，有五心烦热、口渴、面赤的表现。

【出处】《奇治外用方》。

七、肺结核

1 方

【药物】大黄 10 克，硫磺 6 克，肉桂 3 克，冰片 3 克。

【制法】研细末，将新鲜大蒜去皮捣成泥状，混合调匀。

【用法】分别涂于两块纱布上，敷贴于双侧涌泉穴上，隔日换药。用于肺结核咳血。

【出处】《山东医药》1979 年第 5 期。

2 方

【药物】新鲜大蒜（去皮，捣如泥状）9 克，硫磺末 6 克，肉桂 3 克，冰片 3 克。

【制法】研匀，分别涂于两块纱布上备用。

【用法】敷贴双涌泉穴，隔日 1 换；用时可在足底皮肤擦少许石蜡油或其他油类，防止对皮肤刺激。用于肺结核、支气管扩张所致咳血。

【出处】《中华医学杂志》1977 年第 12 期。

八、血吸虫病

1 方

【药物】老鸦蒜（石蒜）4 粒，蓖麻子 40 粒。

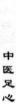

【制法】将上药共捣烂。

【用法】外敷双足涌泉穴。用于血吸虫病。

【出处】《湖南中草药单方验方选编》。

【备注】据莫文丹氏介绍,本方对血吸虫病所致的顽固性腹水及腹内痞块有效。

九、破伤风

1 方

【药物】樟丹、火硝各 18 克,胡椒 40 粒,葱白(带根)3 根,食醋适量。

【制法】共捣烂,调成膏状。

【用法】分敷两足心及两手心,用布包扎;被窝内可放置热水袋,以助发热,一般只外敷 1 次。用于破伤风。

【出处】《赤脚医生》1976 年第 3 期。

2 方

【药物】生附子 5 克,吴茱萸 10 克,面粉 15 克,醋适量。

【制法】前 3 味药研为细末,醋调成膏状,蒸热。

【用法】贴敷足心,男左女右,固定。用于小儿破伤风。

【出处】民间验方。

3 方

【药物】生香附、生半夏各等份,鸡蛋清适量。

【制法】先将生香附和生半夏研细末,加入鸡蛋清搅拌调匀,制为薄饼。

【用法】贴双足心,1 日 1 次,10 次为 1 疗程。用于小儿脐风撮口(新生儿破伤风)。

【出处】《中医外治法简编》。

十、霍乱

霍乱是以起病急骤,猝然发作,上吐下泻,腹痛或不痛为特征的疾病,因其病变起于顷刻之间,挥霍缭乱,故名霍乱。祖国医学的霍乱,除指现代医学的霍乱、副霍乱外,还包括一些以猝然上吐下泻为主证的其他疾病,如急性胃肠炎、食物中毒等。

1 方

【药物】大蒜头适量。

【制法】捣烂。

【用法】敷两足心,立愈。用于霍乱腹痛,两腿转筋。

【出处】《本草纲目》《验方新编》。

【备注】用大蒜涂足心治疗霍乱,许多古医籍均有记载,如《急救广生集》引《证治汇补》曰:"霍乱急救法……研生蒜涂脚掌心,虽昏危入腹者,亦效。"

2 方

【药物】大蒜适量。

【制法】捣烂。

【用法】敷足心。用于干霍乱,未得吐下者。

【出处】《万病单方大全》。

3 方

【药物】南星适量。

【制法】为末。

【用法】姜、枣同煎服,仍以醋调贴足心。用于霍乱,吐泻厥逆,不省人事。

【出处】《本草纲目》。

4 方

【药物】蒜泥、黄蜡各适量。

【制法】捣匀。

【用法】涂足心。用于霍乱转筋。

【出处】《理瀹骈文》。

5 方(艾灸足心法)

【药物】艾绒适量。

【制法】制成艾炷。

【用法】灸足心涌泉穴 6 ~ 7 壮。用于霍乱转筋。

【出处】《千金要方》。

6 方

【药物】车毂中脂适量。

【用法】涂足心下,瘥。用于霍乱转筋。

【出处】《千金要方》。

十一、疟　疾

1 方(代赭膏)

【药物】代赭石(煅醋淬)15 克,朱砂 15 克,人言(豆大)1 粒。

【制法】纸包 6 层,打湿煨干,入麝香少许,研末,香油调。

【用法】每用少许涂鼻尖、眉心、手心、脚心,神效。用于小儿疟疾,不能进食。

【出处】《惠直堂经验方》。

【备注】人言即砒石,有大毒,用时宜慎。

2 方(千金治疟方)

【药物】鳖甲 30 克,乌贼骨 60 克,附子 30 克,甘草 30 克,恒山 60 克。

【制法】上药共研细末,用酒调成糊状,放置一夜后用。

【用法】在疟疾发作前涂于患者的双手心、双足心和心口,待疟疾发作时间已过后去药,若疟仍发作,可再口服上药适量,疟疾即止。

【出处】《千金要方》。

十二、白 喉

白喉是白喉杆菌引起的急性传染病,其临床特征是咽、喉、鼻等处白色假膜形成,犬吠样咳嗽和全身中毒症状如发热、乏力、恶心呕吐、头痛等,严重者可并发心肌炎和神经瘫痪。

1 方(引龙归海散)

【药物】制附片 12 克,吴茱萸 9 克。

【制法】共研细末,白酒调作两饼。

【用法】贴两足心涌泉穴,若天气寒用火微烘。用于寒证白喉急证。

【出处】《白喉全生集》《小儿病证外治法》。

十三、百日咳

百日咳是小儿常见的急性呼吸道传染病,百日咳杆菌是本病的致病菌。其特征为阵发性痉挛性咳嗽,咳嗽末伴有特殊的吸气吼声,病程较长,可达数周至 3 个月之久,故名"百日咳",又称为"顿咳"。

1 方

【药物】鲜紫皮大蒜 5 枚。

【制法】捣为泥状。

【用法】敷于足心涌泉穴,用敷料及胶布固定,男左女右,每敷 24 小时换药次,一般 1～6 次即可见效。用于百日咳。

【出处】《新中医》1985,(9):53。

2 方

【药物】大蒜 1～2 头。

【制法】捣成泥状。

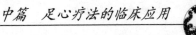

【用法】取捣烂的大蒜如豆瓣大一团，置于伤湿止痛膏中心，每晚洗足后贴双足涌泉穴，次晨揭去，连贴 3～5 次。用于百日咳。

【出处】《四川中医》1986 年第 6 期。

【备注】应用本法时宜先在脚底涂一层猪油或凡士林，否则足心会起泡，次晨即不能行走。该法不仅对百日咳有效，对其他各种原因所致的咳嗽也有效。

十四、水痘

水痘是由于感染水痘病毒引起的一种急性传染病。传染性很强，常容易造成流行，任何年龄皆可发生，以 1～6 岁小儿多见。临床以发热、皮肤及黏膜出现斑疹、丘疹、疱疹、痂盖为特征。由于疱疹内含水液，状如豆粒，故名"水痘"。

1 方

【药物】白芥子适量。

【制法】研末，蜜调。

【用法】涂两足心，引毒下行，目不出痘。用于预防痘入目。

【出处】《绛囊撮要》。

2 方

【药物】生半夏、生香附各等份，梅花冰片少许。

【制法】生半夏和生香附瓦上焙为细末，加入冰片。

【用法】用鸡蛋白在男左女右脚心涂圈，然后将药末填放圈内。用布扎紧，俟香从鼻孔出，疮即愈，此方甚效。用于痧痘后口疮。

【出处】《绛囊撮要》。

3 方

【药物】生芥子、百草霜各适量。

【制法】生芥子研碎，入百草霜同研匀，男左女右各吐津一口。拌匀做饼。

【用法】左目则贴右足心，右目则贴左足心，两目皆有贴左右足心，一昼夜即消。用于痘疮入目。

【出处】《文堂集验方》《良方集腋》。

4 方

【药物】大附子 12 克，干姜 12 克，丁香 9 克，陈淡豆豉 9 克，小雄鸡 1 只。

【制法】共捣烂，再用烧饼略炒温。

【用法】敷脐上及两足心，急换 1～2 次，其痘自出。用于小儿痘证，体性怯弱，或因吐泻之后，元气愈亏不能胜毒，汗出如珠，四肢厥冷，似睡非睡，眼中露白，此证与慢惊相似,乃危证也。

【出处】《验方新编》。

5 方

【药物】桃树皮、葱子、灯芯各适量。

【制法】共捣烂。

【用法】敷囟门、肚脐及手足心,限一炷香为度,则惊自醒而痘自出。用于心经发痘,忽然抽掣。

【出处】《验方新编》。

6 方

【药物】生萝卜、铅粉各适量。

【制法】生萝卜捣烂,加入铅粉和匀。

【用法】敷于足心。用于痘证发热,胡言乱语。

【出处】《验方新编》。

7 方

【药物】吴茱萸适量。

【制法】研末,用热醋调成膏状。

【用法】敷于足心。用于狂热痘毒麻木致死。

【出处】《验方新编》。

8 方

【药物】生香附、生半夏各等份。

【制法】研末,用鸡蛋白调成饼。

【用法】敷于足心,24 小时去药,重者连敷数日,其效如神。用于痘后牙龈口舌破烂出血,或成走马牙疳。

【出处】《验方新编》。

9 方(秘传经验稀痘奇方)

【药物】蓖麻子 30 粒,朱砂 3 克,麝香 0.15 克。

【制法】先将朱砂、麝香研极细末,后入蓖麻子共捣研成膏。

【用法】于每年端午节(农历五月初五)午时用上药涂擦小儿头顶心、前心、背心、两手心、两脚心、两臂弯、两腿弯、两胁,共 13 处,将药擦完后不要用水将药洗去,应任其自落。用于预防小儿水痘。

【出处】《验方新编》。

10 方

【药物】白芥子适量。

【制法】研细末,黄酒调成糊状。

【用法】取如指头大一块敷于足心,男左女右,2~4小时呕吐止时去药。用于痘出稀疏,但呕吐不止,药不能入者。

【出处】《奇效简便良方》。

【备注】白芥子有发泡作用,不宜久贴。

11方

【药物】熟附子适量。

【制法】捣研成细末,唾调成糊膏状。

【用法】敷于双足心2~4小时。用于两足无痘及足冷。

【出处】《奇效简便良方》。

十五、脊髓灰质炎(小儿麻痹症)

1方(通经活血膏)

【药物】五倍子、血竭、乳香、赤芍、红花、土元、雄黄、马钱子各等份。

【制法】研细末,用等量的蜂蜜调和成膏状。

【用法】敷于患肢阳面各关节处,如下肢麻痹,可在足关节、膝关节、髋关节及足心涌泉穴等处敷之,每6天换药1次。用于小儿麻痹症。

【疗效】经治114例,痊愈92例,显效22例。

【出处】《哈尔滨中医》1962,(9):25。

十六、流行性出血热

流行性出血热是一种自然疫源性传染病。其基本病变为广泛性的小血管损害。临床以发热、出血、低血压及急性肾功能衰竭为主要特征。本病起病急骤,病情复杂多变,病死率高。

1方

【药物】大蒜、芒硝、大黄、冰片各30克。

【制法】将芒硝、大黄研为细末(冰片另研),加入冰片再研匀,再加入大蒜捣成泥状。

【用法】敷于足心涌泉穴,可引热下行,有利于上消化道出血的逆转。用于流行性出血热的辅助治疗。

【出处】《内病外治精要》。

十七、瘟疫

瘟疫是指具有流行性、传染性的以发热为主证的急性热病的总称。包括现代医学中的多种传染病。

1 方

【药物】吴茱萸适量。

【制法】研末,醋调成膏状。

【用法】敷足心,24 小时后取下,即消;如未愈,再敷 24 小时,用于大头瘟,头面肿大,咽喉闭塞。

【出处】《验方新编》《外治寿世方》。

十八、天花

1 方

【药物】浮萍 50 克。

【制法】上一味,捣烂如泥。

【用法】敷于涌泉穴,外用纱布固定。用于天花初期。

【出处】《奇治外用方》。

2 方

【药物】白芥子 30 克。

【制法】上一味,研为细末,以白开水调为膏状。

【用法】敷于患儿两脚心,干后再涂。用于天花痘出不快。

【出处】《奇治外用方》。

第二章 内科病证

一、感 冒

1 方

【药物】白芥子 15 克,鸡蛋清 2 枚。

【制法】将白芥子研为细末,用鸡蛋清调匀成泥膏状。

【用法】敷脚心,可退热。用于感冒。

【出处】《常见病验方研究参考资料》。

2 方

【药物】生南星 31 克。

【制法】研为细末,醋调成膏。

【用法】调敷两足心;或男敷左脚,女敷右脚。用于感冒。

【出处】《贵州民间方药集》。

3 方

【药物】白矾、小麦面各适量。

【制法】研为细末,用醋或开水调成膏。

【用法】贴涌泉穴。用于感冒。

【疗效】治疗 100 多例普通感冒,一般于敷药后 6 小时开始降温,12～24 小时降至正常;降温后,不再回升。

【验案】患者,女,20 岁,1974 年 11 月 15 日晚就诊。患者发热,咳嗽,头痛,头晕,恶心,不思饮食,尿赤。查体:心肺(−),体温 39.5℃,舌苔黄腻,脉浮数。即用上方敷双足心,次晨体温 37℃,头痛、头晕、恶心消失,咳嗽减轻,能进稀粥,继用 2 天,咳嗽消失而愈。

【出处】《俞穴敷药疗法》。

【备注】本方具有消炎、退热、止咳、平喘、止呕等作用,并发惊厥时,加吴茱萸等份,敷手足心。《中医外治杂志》1994 年第 1 期对本方的疗效有个案重复报道。

4 方

【药物】白芥子 10～30 克。

【制法】研为细末,用鸡蛋清调成膏状。

【用法】贴双足涌泉穴,局部有烧灼刺痛时去掉,1 日敷药 2～3 次。用于感冒。

【验案】患者,男,成年人,1975 年 1 月 2 日诊。发热,咳嗽,咽喉干燥微痛,鼻塞,全身酸痛已 2 天。查体:肺部有少量干罗音,体温 39℃,舌苔黄腻,脉浮数。诊断为感冒并发气管炎。用上方涂贴前胸及涌泉穴,1 日 3 次,1 天后体温下降,3 天后诸症痊愈。

【出处】《俞穴敷药疗法》。

5 方

【药物】白芥子 90 克,薄荷 30 克,鸡蛋 2 个。

【制法】先将前两味药研细末,再取鸡蛋清调匀成膏。

【用法】敷涌泉、神阙、大椎穴。用于风寒感冒。

【出处】《穴敷疗法聚方镜》。

【备注】神阙穴即肚脐,大椎穴在第 7 颈椎棘突下。

6 方

【药物】羌活 10 克,苍术 6 克,白矾 6 克。

【制法】研为细末,过筛;鲜姜汁调膏。

【用法】敷涌泉穴和劳宫穴,取汗即效。用于风寒感冒。

【出处】《中医外治法集要》。

【备注】劳宫穴在手掌心正中处。

7 方(感冒糊天灸法)

【药物】白芥子 90 克,薄荷 30 克,鸡蛋 2 个。

【制法】前两味药研为细末,用鸡蛋清调为糊状,摊于三块小胶布中央。

【用法】分别贴敷于足心涌泉穴、肚脐神阙穴和大椎穴,待 24 小时后局部灼热、麻、痛,随之发赤,起小水泡时,将药去掉。用于风寒感冒。

【验案】患者,男,24 岁,工人。自诉感冒 2 天。症见恶寒发热、头痛、颈背酸痛、鼻流清涕、喉中发痒、舌苔薄白、脉浮紧。证属风寒感冒。予感冒糊天灸法,敷药 6 小时后出汗少许,症状减轻,至 24 小时后,诸症完全消失,痊愈。

【出处】《中医天灸疗法》。

8 方

【药物】葱白 30 克,生姜 20 克,食盐 3 克。

【制法】上药共捣,加酒适量,调成糊状,用纱布包裹。

【用法】擦患者的足心、手心、胸背、肘窝、腿弯,每 2 小时擦 1 次,1 日 3 次。用于风寒感冒。

【疗效】共治疗 107 例,均 1~2 日内治愈,一般擦后半小时即汗出热退。

【出处】《中级医刊》,1965,(9):580;《中国民间敷药疗法》;《中国常用民间疗法》。

9 方

【药物】大葱白 125 克,薄荷叶 6 克,黄酒 125 克。

【制法】将大葱放碗内,加入温开水半杯捣汁,再将黄酒炖开,冲薄荷叶 1~2 分钟后,倒出黄酒(薄荷叶不用),连同葱汁和匀。

【用法】取毛巾蘸汁,擦两太阳穴、两肘弯、两手心、两脚心、两腿弯、尾闾骨两旁及前后胸胁骨间,擦时用力要均匀、轻重适度。用于风热或风寒感冒。

【出处】《实用中草药外治法大全》。

10 方

【药物】生南星、雄黄各 12 克。

【制法】研末,做成 2 个饼。

【用法】敷于足心涌泉穴,用布扎住;做药饼须用醋调,如药量少,可加面粉,冷天可将药饼放在火上焙热,敷 24 小时,有退热作用。

【出处】《家庭中药外治疗方》。

11 方

【药物】吴茱萸、明矾各 3 克。

【制法】共研细末,用鸡蛋清调成膏状。

【用法】敷于双手心、双足心。用于感冒。

【出处】《家庭中药外治疗方》。

12 方

【药物】葱白 20 克,荆芥 12 克,防风 10 克,菊花 20 克,连翘 12 克,柴胡 6 克。

【制法】将药物捣汁或煎水或捣烂捏成饼。

【用法】外贴于双足心涌泉穴、双手心劳宫穴、太阳穴、大椎穴、合谷穴上。用于风寒或风热感冒。

【出处】《中国民间敷药疗法》。

13 方

【药物】速效感冒胶囊 6~7 粒,麝香风湿膏 2 张。

【制法】将速效感冒胶囊药粉置于 1 寸见方的风湿膏中央。

【用法】分别贴在两足心涌泉穴上,贴好后按摩 1～2 分钟。用于感冒引起的鼻塞、流涕等症。

【出处】《老年报》《家庭适宜特效治病法》《家庭秘方和验方》。

【备注】麝香风湿膏可用伤湿止痛膏代替。

14 方

【药物】强力银翘片 1 粒,麝香追风膏 2 块。

【制法】将 1 粒强力银翘片研细末,取部分药末撒在两块麝香追风膏上,撒药面积约 1 厘米×1 厘米大小。追风膏的大小根据患者足前掌而定。

【用法】患者在晚睡前洗净双足部,而后用温度稍高点的热水以患者自己能适应的温度为宜,浸泡双足,水深度为浸泡双踝为好,时间在 20 分钟左右,双足擦干后,将药末对准涌泉穴敷上,喝一杯热开水入睡。用于感冒。

【出处】《中医外治杂志》,2000,9(1):53。

二、中　暑

1 方

【药物】附子、干姜各 20 克。

【制法】研为粗末,温开水调成膏状。

【用法】敷于两足心 30～60 分钟。用于中暑汗多虚脱,四肢不温者。

【出处】《中国民间疗法》。

2 方

【药物】地龙、吴茱萸各适量。

【制法】研细末,加入适量面粉混匀,醋调成饼。

【用法】敷贴于涌泉穴,外用纱布包裹,每日 1 次,7 日为 1 疗程。用于中暑头痛头晕,恶热心烦,面红气粗,口燥渴饮,汗多等。

【出处】《中医内科急症证治》。

3 方

【药物】食盐 1 握。

【用法】揉擦两手腕、两足心、两胁、前后心 8 处,擦出许多红点,即觉轻松而愈。用于中暑。

【出处】《新编偏方秘方汇海》。

三、咳嗽（急慢性支气管炎）

1 方

【药物】生白矾 30 克。

【制法】研细末,醋调匀。

【用法】敷足心。用于咳嗽。

【出处】《常见病验方研究参考资料》。

2 方

【药物】白胡椒、桃仁、木鳖子各 7 粒。

【制法】共研成细末,加鸡蛋清调匀成膏。

【用法】贴在足心,男左女右,卧床休息 1 日,一般 1 次即有效果。用于支气管炎。

【出处】《穴敷疗法聚方镜》。

3 方

【药物】麻黄 120 克,胡椒 40 粒,老姜 30 克,生白矾 60 克。

【制法】研为细末,用白酒调成糊状,温热。

【用法】分作两份,1 份贴足心涌泉穴,另 1 份贴背心,男左女右。用于冬季日久咳嗽。

【出处】《穴敷疗法聚方镜》。

4 方

【药物】生石膏、生桃仁、生杏仁各 30 克。

【制法】研为细末,加鸡蛋清适量调成膏状。

【用法】敷于脚心涌泉穴,左右交替敷用。用于支气管炎。

【出处】《安徽单验方选集》。

5 方

【药物】白胡椒 7 粒,栀子 6 克,桃仁 7 粒,杏仁 7 粒,江米 7 粒。

【制法】共为细末,用鸡蛋清调成糊状。

【用法】晚上临睡前敷足心涌泉穴,次日早晨去掉。用于急性支气管炎。

【出处】《北方常用中草药手册》。

【备注】《新编偏方秘方汇海》用此方治疗老年慢性支气管炎痰多者。

6 方

【药物】白芥子 18 克,吴茱萸 18 克,雄黄 6 克,白凤仙花全草 1 株。

【制法】前 3 味药研细末,凤仙花捣融,用白酒共调匀成饼状。

【用法】敷贴于涌泉穴、肺俞穴、膻中穴,外以纱布包扎固定,一般 24 小时症即减轻。用于寒咳。

【出处】《穴敷疗法聚方镜》。

7 方

【药物】白矾 30 克,二丑 15 克。

【制法】研为细末,加面粉适量,用醋调成膏。

【用法】于晚上敷双足涌泉穴,次日去掉,10 天为 1 疗程,连用 1~2 个疗程。用于慢性气管炎偏热型。

【出处】《穴敷疗法聚方镜》。

8 方

【药物】栀子、桃仁各 6 克,杏仁 2 克,糯米、胡椒各 0.3 克。

【制法】共研细末,鸡蛋清或开水调膏。

【用法】敷双足涌泉穴。用于上呼吸道感染、气管炎、肺炎等引起的咳嗽。

【疗效】治疗 190 例,痊愈 160 例,好转 22 例,无效 8 例,总有效率为 96.3%。

【出处】《俞穴敷药疗法》。

【备注】贴药后局部有蓝色色素沉着,约 3~5 天肤色恢复正常。

9 方

【药物】木鳖子 6 克,胡椒、杏仁、二丑各 7 粒,鸡苦胆 4 个。

【制法】前 4 味药研为细末,鸡胆汁调成膏。

【用法】敷双足涌泉穴。用于慢性气管炎偏热型。

【出处】《俞穴敷药疗法》。

【备注】若无鸡胆汁,可用猪胆汁代替。

10 方

【药物】大蒜适量。

【制法】捣烂成泥膏,用油类纱布 2~3 层包裹,压成饼状。

【用法】贴涌泉穴,局部有烧灼刺痛感时去掉,左右两足交替敷,1 日 2~3 次,连用数日。用于慢性气管炎偏热型。

【出处】《俞穴敷药疗法》。

【备注】该方对各种原因引起的咳嗽均有效,近年来有重复报道。一般在临睡前贴药,次晨去掉,若先在足心涂一层猪脂油或凡士林,然后再敷大蒜,可预防起水泡。

11 方(复方木鳖子散)

【药物】木鳖子仁 15 克,桃仁 10 克,杏仁 5 克,白胡椒 7 粒,糯米 5 粒。

【制法】研为细末,用鸡蛋清 1 个调匀。

【用法】临睡前敷于涌泉穴,次晨去掉。敷药期间忌烟酒。用于慢性气管炎。

【出处】《全国医药产品大全》。

12 方

【药物】胡椒 7 粒,桃仁 10 粒,杏仁 4 粒,栀子 3 粒。

【制法】共捣烂,用鸡蛋清调成糊状。

【用法】男左女右,敷于脚心。用于咳嗽哮喘。

【出处】《中国民间疗法》。

13 方(热咳膏天灸法)

【药物】大蒜 30 克,栀子、桃仁各 12 克,杏仁、胡椒、二丑各 7 粒,鸡苦胆 4 个。

【制法】上药除鸡苦胆外,余药共捣如泥状,加鸡苦胆汁调成膏。

【用法】分别敷于双足涌泉穴和肺俞穴,外加纱布覆盖,胶布固定,待局部有烧灼、刺痛感时,将药去掉。3 天贴药 1 次,7 次为 1 疗程。用于咳嗽属热证,症见咳吐黄痰者。

【出处】《中医天灸疗法》。

14 方

【药物】杏仁、木通、桃仁各 10 克,白胡椒 25 个,炒扁豆 3 个,黑木耳、鸡血藤、柴胡各 6 克,木香 4 克,木鳖子 15 克,沉香、巴豆、陈皮、甘草各 3 克。

【制法】上药共研细粉混匀,备用。

【用法】每次用 6 克,用鸡蛋清或凡士林调糊敷于双侧涌泉穴,再用纱布包扎固定,每日换药 1 次,7 次为 1 疗程。用于慢性支气管炎。

【疗效】治疗 12 例,有效率达 91.2%,一般 1 疗程后咳喘症状减轻,2 疗程后症状消失。

【验案】患者,女,58 岁。从小患支气管炎,中西药内服无效,一年四季不定时发作,使用本法两疗程后痊愈。三年后随访未复发。

【出处】《四川中医》,1988,(5):18。

15 方

【药物】胡椒 6 克,麻黄 6 克,白芥子 3 克。

【制法】共研细末。

【用法】贴敷于足心涌泉穴和背部的肺俞穴。用于咳嗽,痰清稀而色白如泡沫者。

【出处】《中国民间常用疗法》。

【备注】肺俞穴在第 3 胸椎棘突下旁开 1.5 寸。

16 方

【药物】天南星 12 克,明矾 6 克,面粉适量,醋少许。

【制法】天南星、明矾研细末,加入面粉和醋调成糊膏状。

【用法】敷贴于双足心涌泉穴及大椎穴。用于咳嗽。

【出处】《中国民间敷药疗法》《中国民间常用疗法》。

【备注】大椎穴在第 7 颈椎棘突下。

17 方

【药物】白芥子 12 克,元胡 12 克,桂枝 6 克。

【制法】研细末。

【用法】敷贴于足心、背心、胸心。用于寒咳。

【出处】《中国民间敷药疗法》《家庭中药外治疗方》。

18 方

【药物】苍术、麻黄各 50 克,鸡蛋 1 个。

【制法】加水 500 毫升,以文水煎药煮蛋约 30 分钟(务必使药性透入蛋内)。

【用法】趁热以蛋熨肺俞穴及双侧涌泉穴,蛋凉再煎,反复 3～5 次。主要用于小儿急性支气管炎属风寒者。

【出处】《吉林中医药》,1985,(6):25;《家庭中药外治疗方》。

19 方

【药物】白芥子、白矾各 30 克,白面粉适量。

【制法】将白芥子和白面共研为细末,装瓶密封备用。

【用法】治疗时取药粉和面粉拌匀,用米醋调成膏状,于每晚睡前取药少许贴于涌泉、定喘、天突穴,贴 12 小时后去掉,3～12 次为 1 疗程。用于慢性支气管炎。

【出处】《百病中医外治自疗法》。

20 方(杏夏蒜泥糊)

【药物】杏仁、半夏各等份,大蒜适量。

【制法】前 2 味药研细末,加入大蒜捣成饼状。

【用法】先用温水洗脚后,取蚕豆大药粒 1 块,敷于双足心涌泉穴,胶布固定,早晚各换药 1 次,3 天为 1 疗程。用于外感咳嗽。

【疗效】治疗外感咳嗽 116 例,显效 82 例,占 70.69%;有效 28 例,占 24.14%;无效 6 例,占 5.17%。

【验案】患者,46 岁,农民,1986 年 11 月 19 日诊。患者上呼吸道感染,咳嗽 1 周未愈。咳嗽阵作,有痰难咯,力咳方咯出白黏痰,咳以夜甚,喉痒即作咳。舌苔薄白,脉浮缓,体温 37℃,两肺呼吸音粗糙,未闻及湿罗音,X 线胸透示双肺纹理增多。诊为急性支气管炎,用上法 4 天,诸症皆去,X 线复查双肺(－)。

【出处】《安徽中医学院学报》,1992,(1):45。

21 方

【药物】五味子 12 克,姜汁 10 克。

【制法】五味子研细末,用姜汁调成膏状。

【用法】敷贴于双足心涌泉穴、脐下丹田穴及命门穴。用于肾虚咳嗽。

【出处】《中国民间敷药疗法》。

【备注】命门穴在第二腰椎棘突下,约与肚脐相平。

22 方

【药物】生半夏 30 克,明矾 20 克,面粉适量,食醋少许。

【制法】前 2 味药研细末,加入面粉和食醋做成 2 只药饼,蒸热。

【用法】临睡前贴于双足心上,布包固定,再用热壶熨之,晨起去掉。用于咳嗽痰多者。

【出处】《手到病除——家庭简易中医外治法》。

23 方

【药物】麻黄 10 克,细辛 5 克。

【制法】研细末,用姜汁调成糊膏状。

【用法】敷贴涌泉穴。用于小儿风寒咳嗽。

【出处】《中医杂志》,1991,(1):48;《中医外治杂志》,1994,(1):33。

24 方

【药物】麻黄 10 克,胆南星 10 克。

【制法】研细末,用生姜汁调成糊膏状。

【用法】敷于足心涌泉穴。用于小儿痰热咳嗽。

【出处】《中医杂志》,1991,(1):48;《中医外治杂志》,1994,(1):33。

25 方

【药物】栀子 6 克,桃仁 6 克,杏仁 3 克,白胡椒 7 粒。

【制法】共研细末,用鸡蛋清调成糊膏状。

【用法】敷贴于足心涌泉穴。用于急性支气管炎。

【出处】《常见病简易疗法手册》。

26 方(平喘宁嗽散)

【药物】细辛 15 克,麻黄 12 克,紫苏子 15 克,白芥子 15 克,黑白丑 12 克,葶苈子 10 克,半夏 15 克,元胡 9 克。

【制法】将上药共研粗末装瓶密封备用。

【用法】治疗时取上药适量,姜酊(如无姜酊可用鲜生姜捣泥代替)调和,以药物成团不散为度,睡前贴敷于双侧涌泉穴,外用纱布或胶布固定,4~6 小时去除,每日 1 次,7 日为 1 疗程。发作期可治疗 2~3 个疗程,每疗程间隔 3~5 天,次年秋冬之交再贴敷 1~2 个疗程,以预防复发。用于急慢性支气管炎。

【出处】《河南中医》,1996,116(3):180。

27 方(止咳散)

【药物】桃仁、杏仁、栀子、白胡椒各 7 枚,糯米 15 粒。

【制法】分别捣碎、混匀,包好待用。

【用法】治疗时先将双脚浸入热水中浸泡数分钟,擦干、轻揉后将碾碎的药粉放在包药纸上,敷于涌泉穴,用胶布固定。一般晚上贴敷,次日早上拿掉(时间不得少于 12 小时),每日 1 次。用于咳嗽。

【出处】《安徽中医学院学报》,1995,14(3):34。

28 方

【药物】黄连、百部、生半夏各等份。

【制法】分别粉碎为细末,过 100 目筛,混合均匀,装瓶备用。取生姜 2 片(约 3 克),捣烂成泥状,再取药末 2 克,用鸡蛋清或蜂蜜适量调成稠糊状,分药两份。

【用法】每晚睡前洗脚后将调好的药糊置于一小块白棉布中间,贴在双脚涌泉穴上后用医用胶布贴于其上以固定。粘贴时间一般 8~10 小时,次日晚洗脚再贴,1~5 天为 1 个疗程。若个别病人用药局部发生红肿,出现水泡者,可改为隔日一次或双脚穴位交替粘贴,也可将用药时间改为 6 小时左右,3 天为 1 个疗程。用于老年咳嗽。

【出处】《中医外治杂志》,2003,12(6):30。

四、咳血

1 方

【药物】肉桂 3 克,冰片 3 克,硫磺 6 克,大蒜 10 克。

【制法】前 3 味药研细末,加入大蒜捣匀成膏。

【用法】敷两足心,隔日换药 1 次。为预防局部反应,可先在足底涂少许石蜡油或其他油类。用于咳血。

【疗效】治疗咯血 35 例,显效及有效率占 82.8%,其中有 5 例系大咯血经垂体后叶素治疗无效而用本法止血者。

【验案】某男,68 岁,患肺结核、支气管扩张 20 余年,于 1977 年 8 月 28 日咯血 4 次,每次 100 毫升以上。入院后,经综合止血治疗仍咯血不止,改用此法,经 1 次敷贴后咯血即止。

【出处】《新医学》,1976,(6):262;《山东医药》,1979,(5):53。

2 方

【药物】独头蒜 2 头。

【制法】捣成泥状,分成两份。

【用法】1 份用 8 层麻纸包裹,置于百会穴;另 1 份用 7 层麻纸包裹,置于涌泉穴,然后在包裹之药上用热烙铁加温。用于咳血。

【出处】内蒙古《中草药新医疗法资料选编》。

3 方

【药物】生附子、大蒜各 30～60 克。

【制法】附子研末,加大蒜捣烂,油纱布 2～4 层包裹,压成饼状。

【用法】贴涌泉穴。用于咳血。

【出处】《俞穴敷药疗法》。

【备注】全身发热者忌用;亦治鼻衄、吐血。

4 方

【药物】生附子 6 克,麝香 0.1 克。

【制法】生附子研为细末,加入麝香再研匀,加水,调成稠膏。

【用法】敷贴涌泉穴。用于咳血。

【出处】《俞穴敷药疗法》。

5 方

【药物】生地、盐附子各 30～60 克。

【制法】烘干,共研为细末,过筛,用醋或盐水调成膏。

【用法】敷双足涌泉穴。用于咳血。

【出处】《中医外治法集要》。

【备注】本方能引火下行,还能治疗吐血、高血压,属阳亢火升者用之较宜。

6 方

【药物】大蒜 30 克。

【制法】捣为泥状。

【用法】敷两足心涌泉穴,纱布包扎固定。用于咳血。

【出处】《中国民间疗法》。

【备注】此方在古代医籍中多有记载。如《本草纲目》:"吐血、衄血,葫蒜贴足心。"

7 方

【药物】附子 1 枚。

【制法】捣烂,用醋调成饼。

【用法】以水洗脚,然后在足心涌泉穴上敷上药饼。用于咳血。

【出处】《中国民间疗法》。

【备注】本方适用于咳嗽吐血并两脚发凉者;若呕血或脚发热,则忌用本方。

8 方

【药物】大黄 20 克,硫磺 3 克,冰片 3 克。

【制法】上药研末,醋调成糊。

【用法】敷双侧足心。用于咳血。

【出处】《山东医药》,1979,(5):53。

9 方

【药物】云南白药 1 瓶。

【制法】食醋调糊。

【用法】敷双涌泉,连续 24 小时。用于咳血。

【出处】《实用单方验方大全》。

10 方(止血膏)

【药物】硫磺 10 克,牛膝 10 克,肉桂 3 克,冰片 3 克。

【制法】上药研为细末,用独头大蒜 1 头共捣为膏状。

【用法】取双侧涌泉穴(于足底前 1/3 处,足趾跖屈时呈凹陷),先用凡士林涂涌泉穴以防大蒜刺激局部皮肤起泡,再贴敷止血膏然后用纱布固定 24 小时换敷。每日治疗 1 次,2 周为一疗程,1 疗程后判定疗效。用于咳血。

【出处】《中国针灸》,2003,23(11):683。

五、哮 喘

1 方

【药物】白矾 30 克,面粉、醋各适量。

【制法】白矾研末,与醋、面粉做成小饼。

【用法】贴两足心,布包 1 昼夜。用于哮喘。

【出处】《常见病验方研究参考资料》。

【备注】冬季必须将小饼放锅内烙热使用。

2 方

【药物】白矾 30 克。

【制法】研末,醋调膏状。

【用法】包脚心,每日 1 次。用于喘咳。

【出处】《贵州民间方药集》。

3 方

【药物】胡椒 7 粒,桃仁 10 粒,杏仁 4 粒,栀子仁 3 粒。

【制法】共研末,用鸡蛋清调成糊状。

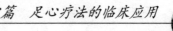

【用法】男左女右,包敷脚心。用于哮喘、咳嗽。

【出处】《贵州民间方药集》。

4 方

【药物】天南星 30 克,白芥子 30 克,姜汁适量。

【制法】将前 2 味药研成细末,加入姜汁调匀成膏状。

【用法】分别涂布于涌泉、中脘穴,干后另换,1 日 3～5 次。用于痰喘上气。

【出处】《穴位贴药疗法》。

5 方

【药物】生白矾 30 克,面粉少许。

【制法】共研末,用好醋调和,做成 2 个小饼。

【用法】贴足心,布包一宿,其痰自下。用于小儿痰喘,上气喘急,有升无降,喉中牵锯之声。

【出处】《验方新编》《幼幼集成》。

6 方

【药物】栀子、桃仁各 20 克,杏仁 6 克,糯米 1 克,胡椒 1 克。

【制法】共研细末,过筛,用鸡蛋清调成膏状。

【用法】敷双足涌泉穴及其足背与涌泉穴相对应的部位,1 日换药 2 次。用于小儿支气管哮喘。

【疗效】治疗 12 例,全部缓解,其中 1 次缓解者 6 例;2 次缓解者 4 例;3 次缓解者 2 例。随访 3 年,未见复发。

【出处】《中医外治法集要》。

【备注】本方有消炎退热,止咳平喘,舒肝降压,息风止痉等作用,还可用于支气管炎,慢性传染性肝炎,高血压,腹泻,惊厥等。

7 方

【药物】吴茱萸适量。

【制法】烘干,研为细末,用醋调为膏状。

【用法】敷于双足涌泉穴(可摊至整个脚心)。用于婴幼儿支气管哮喘。

【疗效】治疗 8 例婴幼儿哮喘,大部分敷药后 5～6 天,呼吸道通畅,喘鸣消失;个别的仍有轻度症状,可在 7 天之后重复治疗 1 次。

【出处】《中医外治法集要》。

8 方

【药物】麻黄、苍术各 60 克。

【制法】研为细末,用熟鸡蛋调膏。

【用法】敷涌泉穴及肺俞穴。用于支气管哮喘。

【出处】《中医外治法集要》。

9 方

【药物】生白矾、米粉各 30 克。

【制法】用醋适量调和成饼。

【用法】包敷两脚心,每日换药 1 次。用于哮喘。

【出处】《中国农村医学》1984 年第 4 期。

10 方

【药物】南星适量。

【制法】研细末,用姜汁调膏。

【用法】敷于足心。用于痰喘上气。

【出处】《外治寿世方》。

11 方

【药物】白芥子适量。

【制法】研为细末,用姜汁调膏。

【用法】敷于涌泉穴。用于痰喘上气。

【出处】《外治寿世方》。

12 方

【药物】白胡椒 3 克,公丁香 2 克,苦杏仁 6 克,毛桃仁 6 克,生糯米 10 粒。

【制法】共研成极细末,以鸡蛋白适量调成稠糊状。

【用法】于晚间临睡前分敷两足心,外以布带束之,翌晨去掉,每夜 1 次或隔夜 1 次。通常敷后,哮喘即逐渐减轻而至痊愈。

【出处】《中草药外治验方选》。

13 方(定喘膏)

【药物】生麻黄、生半夏、吴茱萸、白芥子、明矾等。

【制法】按一定比例共研极细末,以 30% 的二甲基亚砜调成软膏状。

【用法】用时取 0.5～1 厘米大小一团置于伤湿止痛膏中心,分别敷贴于双侧涌泉穴,每日换药 1 次,半月为 1 疗程。用于哮喘。

【疗效】治疗 97 例,总有效率为 93.8%。

【验案】患者,男,69 岁,教师。患者每年冬季咳嗽、咯痰、哮喘发作,天暖缓解,已历 15 年,曾在本市数家医院检查诊断为慢性支气管炎、阻塞性肺气肿,迭经中西药治疗症情暂时缓解。近年来喘息加重,活动及重体力劳动时尤甚,每每依靠氨茶碱、复方氯喘片、必嗽平等药物度过冬季。刻诊:咳嗽气急,劳则为甚,咯吐白色泡沫痰而量多,胸闷不畅,体倦乏力,纳食不香,腰际酸楚,二便尚调;舌质淡,苔白腻,脉细滑。两肺可闻及少量哮鸣音,血白细胞正常,X

线胸透示:慢支、轻度肺气肿。此乃脾肾亏虚,痰湿壅肺,气失肃降所致,拟予定喘膏敷贴双涌泉穴。贴治1周,咳喘渐平,咯痰亦少,胸闷显减,半月后,诸症皆有好转,继续贴治,并配合内服固本咳喘片以善后调理。第二年冬季哮喘明显减轻。

【出处】《陕西中医》,1992,(3):103。

14 方

【药物】杏仁、木鳖子、花椒、大黄各等份。

【制法】将上药共研细末,瓶贮备用。

【用法】每晚睡前取12克,用麻油调敷于双足涌泉穴,外用纱布包扎固定,翌晨去掉,连用3~7日为1疗程。用于咳嗽痰多之哮喘。

【出处】《家庭医学》。

15 方(明星膏)

【药物】生南星、明矾各30克,面粉15克。

【制法】生南星、明矾研细末,加入面粉混匀,用醋适量调成药饼2个,置锅内蒸热。

【用法】贴于双足心涌泉穴,2小时后取下。用于痰喘,喉中有痰声漉漉者。

【出处】《中医外治法》。

【备注】方名为编者所加。

16 方

【药物】桃仁、杏仁、栀仁各10克,白胡椒2克,糯米7粒。

【制法】研细末,用鸡蛋一个去黄取清将上药调成糊膏状,摊匀于布上。

【用法】敷贴于双足心涌泉穴,12~24小时后取下,连用2~3次。用于哮喘。

【出处】《中医外治法》。

17 方

【药物】蓖麻仁10克,石蒜1个。

【制法】上药共捣烂如泥状。

【用法】敷贴于足心涌泉穴,包扎固定,8小时1换,每日1次,7次为1疗程。用于痰热壅肺所致的喘咳。

【出处】《中医治方集粹》。

18 方

【药物】川椒10克。

【制法】研细末,用醋调成糊膏状。

【用法】敷贴于足心涌泉穴。用于支气管哮喘。

【出处】《内病外治精要》。

中医足心疗法大全

19 方

【药物】鲜葱白 50 克,鲜生姜 15 克。

【制法】共捣烂如泥。

【用法】每晚睡前用热水泡脚 10～15 分钟,外敷足心,范围约 4 厘米×4 厘米,厚 1～2 毫米,用麝香止痛膏固定。次日起床时除去,每晚 1 次,2 周为 1 疗程,疗程间休息 7 日。一般治疗 1～3 个疗程。用于失眠。

【出处】《中国民间疗法》,2000,8(7):24。

六、呕 吐

1 方

【药物】胡椒 1 克,葱白适量。

【制法】做成两丸,樟丹为衣,压成饼状。

【用法】将患者脚洗干净,贴敷足心。用于呕吐。

【出处】《常见病验方研究参考资料》。

【备注】孕妇忌用。

2 方

【药物】吴茱萸适量。

【制法】研成细末,用醋或开水调成膏。

【用法】贴涌泉穴。用于呕吐。

【疗效】治疗 20 例小儿消化不良引起的呕吐,一般于敷药后 1～4 小时即可止吐。

【出处】《俞穴敷药疗法》。

【备注】上方可加绿豆,或加生姜、大枣。

3 方

【药物】蓖麻子仁适量。

【制法】捣烂。

【用法】敷涌泉穴。用于热性呕吐。

【出处】《俞穴敷药疗法》。

4 方

【药物】鲜地龙若干条。

【制法】洗净泥土,撒上白砂糖,顷刻为糊状,再加面粉适量调成药饼。

【用法】贴涌泉穴。用于热性呕吐。

【出处】《俞穴敷药疗法》。

5 方

【药物】陈醋、面粉、明矾各适量。

【制法】调成糊状。

【用法】敷足底涌泉穴。用于呕吐。

【出处】《上海中医药杂志》1965 年第 11 期。

6 方

【药物】白矾、绿豆各适量。

【制法】研为细末,加面粉适量,用醋或开水调成膏。

【用法】贴涌泉穴。用于热性呕吐。

【出处】《俞穴敷药疗法》。

7 方

【药物】绿豆 30 克。

【制法】研为细末,鸡蛋清调成膏。

【用法】外敷足心。用于热性呕吐。

【出处】《俞穴敷药疗法》。

8 方

【药物】大蒜 30～60 克。

【制法】捣烂成泥状。

【用法】分包两足心,引热下行,脚心发热、鼻有蒜气时即效;包蒜时,先将猪油擦脚心,以免起泡。用于呕吐。

【出处】《贵州民间方药集》。

9 方

【药物】南星适量。

【制法】研细末,醋调成膏。

【用法】敷贴两足心。用于吐泻不止。

【出处】《普济方》《本草纲目》。

10 方

【药物】明矾 12 克。

【制法】研细末,和饭做饼。

【用法】敷两足心,呕吐止后取去。用于小儿急性呕吐。

【出处】《中医外治法》。

11 方

【药物】绿豆粉 60 克,鸡蛋清 2 个。

【制法】调成稠膏状。

【用法】敷于足心,纱布固定,1 日 1 换。用于小儿热性呕吐。

【出处】《穴敷疗法聚方镜》。

12 方

【药物】吴茱萸 6 克,绿豆粉 9 克。

【制法】用清水调成糊状。

【用法】敷两足心,以布裹之。用于小儿寒性呕吐。

【出处】《穴敷疗法聚方镜》。

13 方

【药物】黄丹(水飞)、朱砂(水飞)、枯矾各等份,绿豆适量。

【制法】前 3 味药研为细末,加入红枣捣和为丸,如黄豆大。

【用法】每服 3~4 丸;同时外用绿豆粉调鸡蛋清,敷两足心,神效。用于小儿呕吐。

【出处】《验方新编》。

14 方

【药物】陈醋、明矾、面粉各适量。

【制法】将上药调成糊状。

【用法】敷两足心,用纱布包扎固定,一般于半小时后可起到止呕效果。用于泄泻因呕吐不能服药者。

【出处】《广西赤脚医生》1977 年第 6 期。

15 方

【药物】活蚯蚓(地龙)数条。

【制法】捣烂如泥。

【用法】敷足心涌泉穴,用纱布包扎半小时后即可见效。用于肝气犯胃及胃热引起的呕吐。

【出处】《实用中草药外治法大全》。

【备注】本方与第 4 方药物相同,但用法不同。宜互参。

16 方

【药物】干地龙 15 克。

【制法】研细末,用开水调成糊状。

【用法】贴双足心涌泉穴。用于恶心呕吐。

【制法】研细末,用开水调成糊状。

【验案】患者,女,20 岁。1991 年 7 月 6 日初诊。患者恶心呕吐两天,一日呕吐 3~4 次,吐物酸臭,舌苔薄黄,脉数。诊为呕吐。取干地龙 15 克,研末,贴敷涌泉穴,当日呕吐即止。

【出处】《中医外治杂志》,1994,(1):6。

17 方

【药物】胆南星(炒黄)、朱砂各等份,胡椒 1 克,葱白少许。

【制法】前 2 味药研细末,加入后两味药熬膏。

【用法】敷贴于双足心涌泉穴。用于呕吐。

【出处】《内病外治精要》。

【备注】孕妇忌用。

18 方

【药物】吴茱萸 100 克,肉桂 30 克,干姜 30 克。

【制法】研细末密贮备用。每次化疗前 30 分钟将中药 4 克用陈醋拌成糊状,分两等份粘于 6 厘米×10 厘米复方祖师麻止痛膏上。

【用法】患者温水洗双脚或以 75% 酒精擦双脚心后,取仰卧位,选取双侧涌泉穴,将粘有中药复方祖师麻止痛膏贴于涌泉穴并固定。穿袜以减少挥发促进吸收。24～48 小时更换 1 次,直至 1 疗程化疗结束为止。用于化疗后呕吐。

【出处】《中华护理杂志》,1997,32(9):530。

七、呕　血

1 方

【药物】大蒜 2 头。

【制法】捣为泥。

【用法】敷两足心,4 小时贴 1 次,连贴 2 次,忌饮酒。用于吐血。

【出处】《常见病验方研究参考资料》。

2 方

【药物】生附片 3～6 克。

【制法】研细末,加少量水调成糊状。

【用法】先用热水浸脚(水面应高出脚踝以上)10 分钟,再将上药敷贴于足心涌泉穴。用于吐血、面红而脚冷者。

【出处】《常见病验方研究参考资料》。

3 方

【药物】生附子 6 克,麝香 0.1 克。

【制法】先将附子研为细末,加入麝香再研匀,加水调成膏状。

【用法】敷贴涌泉穴。用于吐血。

【出处】《俞穴敷药疗法》。

【备注】此方亦治咳血,但全身发热者忌用。

4 方

【**药物**】生地、盐附子各等份。

【**制法**】烘干,研为细末,用醋或盐水调成膏。

【**用法**】敷贴双足涌泉穴。用于吐血。

【**出处**】《中医外治法集要》。

【**备注**】本方亦治咳血、高血压。

5 方

【**药物**】蓖麻子仁 30 粒,大蒜瓣 4 片。

【**制法**】共捣烂如泥,做成两个小药饼。

【**用法**】分敷于两足心涌泉穴,上盖蜡纸,外加布带束之,静卧勿走动,待血止或足心有灼热感时去药。用于胃热吐血。

【**出处**】《中草药外治验方选》。

八、胃下垂

1 方(三子膏)

【**药物**】附子 120 克,五倍子 90 克,蓖麻子 150 克,细辛 10 克。

【**制法**】先将上药分别捣烂,再混合研匀,贮瓶内备用。

【**用法**】先用生姜将涌泉穴和百会穴按擦至发热为度,再取上药适量制成 1.5 厘米×1 厘米的药饼 2 个,分别贴于百会穴和涌泉穴上,药饼上再贴 1 块比药饼大 1 倍的麝香虎骨膏,用纱布包扎固定,2 日换药 1 次,3 次为 1 疗程,休息 3 天后,再行第 2 疗程。用于胃下垂。

【**疗效**】用药 1～3 疗程后,治疗 78 例,痊愈 65 例,占 83%;显效 7 例,占 9%;无效 6 例,占 8%;总有效率为 92%。

【**出处**】《当代中药外治临床精要》。

九、呃逆(膈肌痉挛)

1 方

【**药物**】吴茱萸 20 克,苍耳子 20 克,肉桂 5 克。

【**制法**】共研细末,用醋调成膏状。

【**用法**】每用 10 克,敷于双足涌泉穴。用于呃逆。

【**疗效**】治疗 12 例,一般用药 3 天即可痊愈。

【**出处**】《中医药学报》,1990,(5):33。

2 方

【药物】生大蒜 1 瓣。

【制法】研碎。

【用法】双涌泉穴涂少许小磨香油,再用研碎的大蒜外敷该处,并用胶布固定,当患者觉双涌泉穴处发热微痛时撤去,不觉涌泉穴处发热微痛时再重复下一次。用于膈肌痉挛。

【出处】《中医外治杂志》,1999,8(6):55。

3 方

【药物】吴茱萸 20 克。

【制法】研末,用香油调。

【用法】外敷于双侧涌泉穴,敷料用胶布固定,每日更换一次。用于膈肌痉挛。

【出处】《中国民间疗法》,2001,9(9):13。

十、泄泻(急慢性肠炎)

1 方

【药物】栀子适量。

【制法】研为细末,鸡蛋清调成膏。

【用法】贴双足涌泉穴。用于湿热泻。

【出处】《俞穴敷药疗法》。

2 方

【药物】大蒜(或再加朱砂)适量。

【制法】捣烂,用油纱布两层包裹,压成饼状。

【用法】贴双足心和肚脐。用于寒湿泻。

【出处】《俞穴敷药疗法》。

【备注】本方早见于《千金翼方》,原治小儿泻痢;至《本草纲目》该方已治疗成人腹泻,如"泄泻……大蒜贴两足心,亦可贴脐"。

3 方

【药物】枯矾 50 克,白面 20 克,米醋适量。

【制法】枯矾研为细末,加入米醋、白面,共调匀成稠糊状。

【用法】分别涂布于双涌泉穴、神阙穴、止泻穴,覆以纱布、胶布固定,1 日换药 3～5 次。用于久泻不愈,面黄神疲,少气懒言,食欲不振,脉虚弱。

【出处】《穴位贴药疗法》。

4 方

【药物】苦参、苍术(热重为 3:1,湿重为 1:3)。

【制法】烘干,研为细末,过筛,用醋调成膏。

【用法】敷双足涌泉穴,纱布包扎固定,1日换药2次。用于湿热泻。

【出处】《中医外治法集要》。

5方

【药物】大蒜适量。

【制法】煨熟,捣烂成膏。

【用法】贴两足心,亦可贴脐。用于泄泻。

【出处】《本草纲目》。

6方

【药物】赤小豆适量。

【制法】研末,酒调成膏。

【用法】贴足心。用于泄泻。

【出处】《本草纲目》。

7方

【药物】大蒜20克,朱砂0.3克。

【制法】捣烂,用油纸包裹。

【用法】敷贴于足心涌泉穴和肚脐神阙穴。用于泄泻腹痛或泻下不爽,或泻下酸臭者。

【出处】《中国民间敷药疗法》《中国常用民间疗法》。

8方

【药物】绿豆粉、糯米粉各适量。

【制法】上药混匀,加入鸡蛋清调成糊膏状。

【用法】敷于足心涌泉穴和囟会穴。用于暑湿泄泻。

【出处】《中国民间敷药疗法》《中国常用民间疗法》。

9方

【药物】五味子12克,老贯草30克,茯苓6克。

【制法】研细末,用姜汁调成膏状。

【用法】敷贴于双足心涌泉穴、腰骶部和上巨虚穴。用于久泄不止。

【出处】《中国民间敷药疗法》。

【备注】上巨虚穴在膝下6寸,胫骨外侧1横指。

10方

【药物】吴茱萸1份,白芥子2份。

【制法】将上药研细末,醋调硬糊状。

【用法】每次取药膏3克(小儿酌减),用胶布将药膏敷于涌泉穴(男左女右),

24 小时揭去,皮肤起泡或脱皮,是邪气外达之佳兆,约经 2 ~ 3 天,等泡消皮复后再做第 2 次治疗。4 次为 1 疗程,必要时再做第 2 个疗程。用于泄泻。

【出处】《陕西中医》,1996,17(1):31。

11 方

【药物】四季葱根茎适量。

【制法】上药捣烂用芭蕉叶包好埋入热火灰下。

【用法】待半生熟后取出热敷涌泉穴。用于急性胃肠炎出现抽搐症状者。

【出处】《农村百事通》,2003,(16):47。

十一、腹　痛

1 方

【药物】吴茱萸 75 克。

【制法】用白酒适量拌匀,用绢布分成数包,蒸 20 分钟左右。

【用法】趁热以药包熨脐下、足心,药包冷则更换,每日 2 次,每次 30 分钟,或以疼痛缓解为度。此法对少腹绞痛效果较好。用于寒凝腹痛。

【出处】《中国民间疗法》。

2 方

【药物】葱白头 250 克,麸皮 100 克,食盐 100 克,吴茱萸 75 克,白酒适量。

【制法】炒烫后分装数袋。

【用法】热熨脐下及足心,药袋冷则更换,每日 2 次,每次 30 分钟,或以疼痛缓解为度。用于寒凝腹痛。

【出处】《中国民间疗法》。

3 方

【药物】青砖 1 块。

【制法】烘烫。

【用法】布包后熨足心,以痛解为度。用于寒凝腹痛。

【出处】《中国民间疗法》。

十二、胃　痛

1 方

【药物】吴茱萸适量。

【制法】研为细末,醋调成膏。

【用法】敷贴两足心,一昼夜换药 1 次,连敷数日。用于心口疼痛,手不可近。

【出处】《验方新编》。

2 方

【药物】大蒜适量。

【制法】捣烂。

【用法】涂足心,即愈。用于心腹疼痛。

【出处】《千金方》《外治寿世方》。

十三、臌胀(腹水)

臌胀,又名鼓胀,是因腹部膨胀如鼓而命名,相当于现代医学中多种疾病如肝硬化、腹腔内肿瘤、结核性腹膜炎等所导致的腹水。

1 方

【药物】石蒜根 9 克,蓖麻子(去硬皮)适量。

【制法】共捣为泥,摊在布上。

【用法】贴于两足心扎紧,5 小时左右,大便可泻出水液。用于水臌胀。

【出处】《常见病验方研究参考资料》。

【备注】查少农《中草药外治验方选》有类似记载,详见"肾炎"第 3 方。

2 方

【药物】徐长卿根 10 克,蓖麻子(去硬皮)10 克。

【制法】上药共捣为泥。

【用法】敷于患者两脚涌泉穴,覆盖纱布外用胶布固定。5 小时后大便即可泻出水液。每日 1 剂,腹水消退为度。用于腹水。

【出处】《农村新技术》,1995,(3):60。

十四、水　肿

1 方

【药物】鲜莎草适量。

【制法】捣烂。

【用法】敷于涌泉、关元穴。用于水肿,小便短少。

【出处】《泉州本草》。

2 方

【药物】蓖麻子仁 50 粒,薤白 3～5 个。

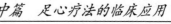

【制法】共捣烂成膏。

【用法】敷涌泉穴,1 日 1 换,连用数日。用于水肿。

【出处】《俞穴敷药疗法》。

3 方

【药物】蓖麻子仁 70 粒,石蒜 1 个。

【制法】共捣烂。

【用法】贴两足涌泉穴约 8 小时,每日 1 次,7 次为 1 疗程。用于急慢性肾炎水肿而体质较佳者。

【出处】福建《中医验方》、《中医外治法》。

4 方

【药物】大蒜 20 克,蓖麻子 40 克。

【制法】大蒜去皮,蓖麻子去壳,共捣如泥状,纱布包裹,压成饼状。

【用法】于晚上敷双足涌泉穴,纱布包扎固定,次晨去掉,连敷 7 夜为 1 疗程;如未愈,停 3 天,如法再敷 7 天。用于水肿。

【疗效】治疗急、慢性肾炎引起的水肿 20 例,18 例显效,2 例无效,一般敷药 12 小时左右,尿量明显增多,两日后 1 日尿量可达 2000 毫升,1 周后,浮肿基本消退,血压也随之缓缓下降,自觉症状明显好转,两周左右,尿常规化验基本正常,或大部好转。

【出处】《中医外治法集要》。

【备注】本方对急性肾炎疗效显著,对慢性肾炎合并尿毒症者无效;如果局部刺激性较大,可加大蓖麻子用量,或减少大蒜用量。

5 方

【药物】鲜荸草适量。

【制法】捣烂。

【用法】于晚上敷双足涌泉穴,次日去掉;另以药膏再加盐卤适量,纱布包裹,敷肚脐,外用胶布固定;以后重复以白天敷肚脐,晚上敷涌泉,连敷 7 天为 1 疗程。用于水肿。

【出处】《中医外治法集要》。

6 方

【药物】石蒜鲜鳞茎 30 克,蓖麻子 6 克。

【制法】共捣烂。

【用法】敷足心。用于湿热水肿。

【出处】《福建中医药》《古今中药外治真传》。

7 方

【药物】吴茱萸适量。

【制法】研为细末,陈醋少许调和成膏。

【用法】敷于涌泉穴,1 日 1 换。用于小儿水肿。

【出处】《实用针灸学》《古今中药外治真传》。

8 方

【药物】鲜石蒜 8 个,蓖麻子(去皮)70 ~ 80 粒。

【制法】共捣烂。

【用法】罨涌泉穴 1 昼夜;如未愈,再罨 1 次。用于水肿。

【出处】《浙江民间草药》。

【备注】宜与 3 方、7 方合参。据《中华大辞典》:"罨,掩覆(掩盖)之意,以水或药汁掩覆局部的方法。"此释欠妥,因"罨法"不只是掩覆局部,还包括罨局部之外的穴位等。

十五、肾 炎

1 方

【药物】紫皮独头大蒜 1 枚,蓖麻子 60 ~ 70 粒。

【制法】将其皮及外壳去掉,一起捣成糊状。

【用法】分成两份,分涂于双足涌泉穴,用纱布包扎固定,涂敷 1 周,如未效,可再敷 7 天。用于急慢性肾炎。

【疗效】治疗肾炎水肿(以急性肾炎为主)20 例,18 例显效,2 例无效,有效率为 90%。一般用药 12 小时左右尿量开始明显增多,2 ~ 3 天后达到高峰,1 周后水肿基本消退,血压也随之缓缓下降。

【出处】《黑龙江医药》,1978,(6):56。

2 方

【药物】石蒜 2 ~ 3 个,蓖麻子 70 个。

【制法】共捣烂成膏。

【用法】外敷脚底中心,12 小时换药 1 次,连用 1 周。用于慢性肾炎。

【出处】《常见病验方研究参考资料》。

3 方

【药物】大的石蒜球茎 1 个,蓖麻子仁 40 粒。

【制法】先将石蒜撕去外面黑衣,剪去须根,切碎,再和蓖麻子同捣如泥,做成两个小药饼。

【用法】分敷两足心,外以纱布覆盖,胶布固定;通常敷 10 小时左右,小便即逐渐增多,待药饼干燥时再更换 1 次,直至腹水消失为止。用于急慢性肾炎引起的腹水。

【出处】《中草药外治验方选》。

【备注】本方亦可治疗肝硬化腹水。

4 方

【药物】蓖麻子 10 粒,石蒜 1 个。

【制法】共捣烂。

【用法】贴于双足涌泉穴,纱布包扎固定,每日 1 次,每次 8 小时,7 次为 1 疗程。用于急慢性肾炎水肿而体质较佳者。

十六、癃闭(尿潴留)

癃闭是以排尿困难,甚则小便不通为主症的疾患。其中又以小便不畅,点滴而短少,病势较缓者为癃;小便闭塞,点滴不通,病势较急者为闭;而一般多合称为癃闭。相当于现代医学中各种原因引起的尿潴留和因肾功能衰竭引起的无尿症。

1 方

【药物】大蒜 5 头,大麻子 50 粒。

【制法】共捣烂。

【用法】临睡前敷脚心,次晨去掉,晚上再敷,以小便利为止。用于癃闭。

【出处】《食物疗法》。

2 方

【药物】白矾 31 克。

【制法】研末,醋调成膏。

【用法】包脚心,每日 1 次。用于癃闭。

【出处】《贵州民间方药集》。

3 方

【药物】水仙头 1 个,蓖麻子(去壳)30 粒。

【制法】共捣烂。

【用法】贴涌泉穴,1 日换贴 2 ~ 3 次。用于小便不能,少腹胀急。

【出处】《常见病验方研究参考资料》。

十七、头 痛

1 方

【药物】吴茱萸 16 克,生姜 31 克。

【制法】吴茱萸研末,生姜捣烂,共炒热。喷白酒一口在药上。

【用法】包脚心。用于阴虚头痛,症见下午及夜间痛剧者。

【出处】《贵州民间方药集》。

2 方

【药物】生姜 36 克。

【制法】煮熟,捣烂。

【用法】左痛包右脚心,右痛包左脚心。用于偏头痛。

【出处】《贵州民间方药集》。

3 方

【药物】吴茱萸、醋各适量。

【制法】吴茱萸研末,醋调成膏。

【用法】敷足心,每日换药 1 次,7 日为 1 疗程。用于肝阳头痛。

【出处】《中医内科急症证治》。

4 方

【药物】巴豆壳 6 克,巴豆仁 1 粒。

【制法】巴豆壳研极细末,加入巴豆仁共捣,切分 2 份。

【用法】分堆于双足涌泉穴上,敷以伤湿止痛膏半张固定。用于肝阳头痛。

【出处】《吉林中医药》,1986,(1):36。

5 方

【药物】升麻 12 克,麝香 0.3 克,半夏 10 克,地龙 20 克。

【制法】上药除麝香另研外,余药共研细末,加入麝香再研匀。

【用法】敷贴于双足心涌泉穴和腰骶部。用于内伤头痛。

【出处】《中国民间敷药疗法》。

十八、眩 晕

1 方(吴萸肉桂散)

【药物】吴茱萸末 20 克,肉桂 2 克,醋适量。

【制法】以醋将药末调匀,分成 2 份,拍成 2 个饼。

【用法】敷于双足涌泉穴,外以青菜叶或树叶包裹,用纱布固定,临睡敷药,次晨取下。用于风火上扰或肝阳上亢所致的眩晕。

【验案】患者,男,60 岁,1984 年 9 月 27 日初诊。有高血压病史 4 年。经常眩晕发作,近周眩晕又甚,平素血压 200/100mmHg,服西药无效,而求余诊治。时诊:头晕目眩,面赤耳鸣,烦躁易怒,少寐多梦,大便干,小便黄,舌质偏红,苔薄黄,脉弦有力,口苦而干,血压 206/100mmHg。证属风火上扰。用上法敷药 1 次后眩晕稍减,血压降为 180/100mmHg,继敷药 4 次,头脑清,眩晕止,血压降至正常。

【出处】《云南中医杂志》,1988,(1):48。

2 方

【药物】吴茱萸(胆汁拌制)100 克,龙胆草 50 克,土硫磺 20 克,朱砂 15 克,明矾 30 克,小蓟根适量。

【制法】前 5 味药研末,用小蓟汁调成糊状。

【用法】敷于足心涌泉穴和肚脐神阙穴,每穴用 10～15 克,胶布固定,1～2 日一换。用于肝阳上亢所致的眩晕。

【出处】《穴位贴药疗法》。

3 方

【药物】吴茱萸适量。

【制法】研为细末,用醋或凡士林调和成膏。

【用法】于晚上贴敷于涌泉穴,次日除去,连贴 10～15 次。用于眩晕耳鸣、烦躁多梦、面色潮红者。

【出处】《中国民间常用疗法》。

4 方

【药物】盐附子、生地各等份。

【制法】共研为细末,用开水调成膏状。

【用法】于晚上敷贴涌泉穴,1 日 1 次。用于眩晕健忘、腰膝酸软、五心烦热、多梦少寐者。

【出处】《中国民间常用疗法》。

5 方

【药物】桃仁 12 克,杏仁 12 克,栀子 3 克,胡椒 7 粒,糯米 14 粒,鸡蛋 1 只。

【制法】共捣烂,加鸡蛋清调成糊状,分 3 次用。

【用法】于每晚临睡前贴敷于足心涌泉穴,次晨去药,每次敷一足,两足交替敷用,6 次为 1 疗程。用于头晕头胀、头重脚轻、心悸乏力、头面烘热、下午为甚者。

【出处】《中国常用民间疗法》。

6 方

【药物】桃仁、杏仁各 12 克,栀子 3 克,胡椒 7 粒。

【制法】上药共捣烂,加入 1 个鸡蛋清调成糊状,分 3 次用。

【用法】于每晚睡前敷贴于足心涌泉穴,次晨去药,每夜 1 次,每次敷一足,左右交替,6 次为 1 疗程。用于高血压性眩晕。

【出处】《中药敷贴疗法》。

十九、高血压病

1 方

【药物】吴茱萸适量。

【制法】研细末,用醋或凡士林调成软膏。

【用法】于晚上敷涌泉穴,次日除去,连贴 10～15 次。用于缓进型高血压 1、2 期。

【出处】《俞穴敷药疗法》。

2 方

【药物】盐附子、生地各等份。

【制法】共研为细末,用开水调成膏。

【用法】于晚上敷涌泉穴。用于缓进型高血压 1、2 期。

【出处】《俞穴敷药疗法》。

3 方

【药物】吴茱萸降压膏(成药)1 贴。

【制法】略。

【用法】贴涌泉穴。用于高血压。

【疗效】治疗 100 例,结果血压正常,症状消失者 51 例;血压下降 10～15mmHg,症状减轻者 39 例;无效者 10 例。

【出处】《俞穴敷药疗法》。

4 方

【药物】吴茱萸、肉桂各等份。

【制法】共为末。

【用法】敷足心。用于高血压。

【出处】《中医杂志》1980 年第 7 期。

5 方

【药物】阳和解凝膏(成药)2 贴。

【制法】略。

【用法】洗净双足,候干,把膏药烘热,敷双足涌泉穴。用于高血压。

【出处】《中医外治法集要》。

6 方

【药物】吴茱萸 31 克,生姜 3 克。

【制法】研末,酒炒热。

【用法】包敷两足心。用于高血压。

【出处】《贵州民间方药集》。

7 方

【药物】桃仁 10 克,杏仁 10 克,栀子 15 克,胡椒 7 粒,糯米 14 粒。

【制法】研为细末,用鸡蛋清或开水调成膏。

【用法】于晚上敷双足涌泉穴,次日去掉,连用 6 个晚上为 1 疗程。用于高血压。

【疗效】治疗 10 例,一般敷药 3 天后,血压开始下降,症状减轻。

【出处】《中医外治法集要》。

8 方

【药物】蓖麻子仁 50 克,吴茱萸 20 克,附子 20 克,鲜生姜 150 克,冰片 10 克。

【制法】吴茱萸、附子研为细末,过筛,加入生姜、蓖麻子仁(去壳)共捣如泥,再加入冰片和匀,调成膏状。

【用法】每晚贴双足涌泉穴,纱布包扎固定,次日去掉;7 天为 1 疗程,连用 3 ~ 4 个疗程。用于高血压。

【疗程】治疗 60 例,2 ~ 4 日见效者 32 例,5 ~ 7 日见效者 28 例。

【出处】《辽宁中医杂志》,1986,(6):16。

9 方

【药物】吴茱萸 15 克,光桃仁 15 克,麦面粉 9 克,鸡蛋 1 个。

【制法】将吴茱萸、光桃仁分别研成细末,再加入面粉共拌匀,取鸡蛋清适量调成两个小药饼,备用。

【用法】每晚临睡时,将两个小药饼分别敷于患者两足心,外以纱布带束之,翌晨去掉;如敷 1 次后血压下降不多,可连敷数夜。用于高血压。

【出处】《中草药外治验方选》。

中医足心疗法大全

10 方

【药物】吴茱萸 10 克,肉桂 10 克,磁石 10 克,蜂蜜适量。

【制法】前 3 味药共研细末,取末 5～10 克,加蜂蜜调和,使之软硬适度,制成药饼两个。

【用法】分别贴于足心涌泉穴和肚脐神阙穴,胶布固定,再以艾条灸 20 分钟,每日 1 次,10 次为 1 疗程。用于原发性高血压。

【出处】《中医药物贴脐疗法》。

11 方

【药物】吴茱萸 20～30 克。

【制法】研为细末,用醋调成膏。

【用法】敷足心两涌泉穴,临睡时敷上,纱布固定,次日起床时去掉。用于高血压。

【出处】《中国民间疗法》;《中国农村医学》1991,(10):53。

12 方

【药物】胡椒 7 粒,桃仁 10 粒,杏仁 4 粒,栀子 3 克。

【制法】共捣烂,用鸡蛋清调匀成糊状。

【用法】男左女右,敷于足心。用于高血压。

【出处】《中国民间疗法》。

13 方

【药物】桃仁、杏仁各 12 克,栀子 3 克,胡椒 7 粒,糯米 14 粒。

【制法】共捣烂,加 1 个鸡蛋清调成糊状,分 3 次用。

【用法】于每晚临睡前敷于足心涌泉穴,次晨去药,每次敷一足,两足交替敷贴,6 次为 1 疗程。用于高血压。

【疗效】治疗 10 例高血压患者,近期疗效显著,一般用药 3 天后血压开始下降,头痛头晕诸症减轻。

【验案】患者,女,47 岁,1981 年 5 月 16 日诊。患高血压病 8 年,长服降压药而收效不佳,常感头部胀痛、头昏、头重脚轻、头面烘热、耳鸣如蝉、心悸乏力、睡眠多梦易醒、颜面及下肢轻度浮肿、手足心热、舌质红、苔薄白、脉弦细。血压 170/110mmHg,尿常规(－)。嘱停用口服降压药物,采用本法治疗,1 疗程后自觉症状减轻,用药 4 疗程后,患者除有轻微头痛外,其他症状消失,血压 140/88mmHg。停用药物一年后复查,血压一直正常。

【出处】《湖北中医杂志》,1983,(12):31。

14 方

【药物】吴茱萸、菊花、肉桂各等份,鸡蛋1枚。

【制法】前3味药共研细末,用鸡蛋清调成糊状。

【用法】于睡前洗脚后,敷贴于双足心涌泉穴,外用纱布包扎固定,次晨去药,连贴5~10次。用于高血压眩晕属肝阳上亢者。

【出处】《家庭医学》,1990,(9):34。

15 方

【药物】肉桂、吴茱萸、磁石各等份。

【制法】将上药研细末,密封保存。每次用药末5克,调蜂蜜为膏。

【用法】贴于涌泉穴;肝阳上亢者加贴太冲,阴阳不足者加贴足三里,每次贴两穴,交替使用,每天于临睡前换药1次,贴药后胶布固定,艾卷悬灸20分钟。用于高血压病。

【出处】《穴位贴药及熨洗浸疗法》。

16 方

【药物】大蒜、吴茱萸各10克。

【制法】吴茱萸研细末,加入大蒜捣烂成膏状。

【用法】敷于足心涌泉穴,纱布固定,24小时后去药,每3天敷药1次。用于高血压。

【出处】《古今外治灵验单方全书》。

17 方

【药物】白胡椒7粒,南杏仁4粒,桃仁60克,五枝子(榆树枝、槐树枝、桃树枝、柳树枝、桑树枝等量)30克。

【制法】共研细末,用鸡蛋清调和拌匀,捏成饼状。

【用法】晚睡前将药饼贴敷涌泉穴,男贴左,女贴右,用纱布包好,翌日晨起,将药饼剥去,若见到足底有青色,说明血压已降低。轻症连续用2次,重症连续用3次。用于高血压病。

【出处】《双足与保健》,1996,(1):40。

18 方

【药物】川牛膝100克,川芎100克,吴茱萸50克,牛黄5克,蓖麻仁50克。

【制法】将上药研细末,前4味药混匀装瓶,蓖麻仁另装备用。

【用法】先将药末用食醋调成糊状,与蓖麻仁糊同摊在油纸或纱布敷料上,做成直径 5 厘米,厚度 0.5 厘米的小饼,然后将药饼贴在双涌泉穴上,胶布固定,每天 1 次,10 次为 1 个疗程,疗程间隔 3～4 天,共治疗 3 个疗程。用于高血压病。

【出处】《农家顾问》,2002,(3):60。

19 方

【药物】吴萸 15 克,桃仁、杏仁各 12 克,肉桂 6 克,胡椒 7 粒,糯米 20 克。

【制法】上药共捣烂,加 1 个鸡蛋清调成糊状,分 3 次用。

【用法】每晚临睡前敷贴于脚心(涌泉穴),次日晨除去。每天 1 次,每次敷一侧脚,交替敷药,6 次为 1 个疗程。治疗期间每隔 3 天测血压 1 次,以观察血压变化。敷药处如皮肤出现青紫,属正常现象。用于高血压病。

【出处】《农村新技术》,2002,(12):52。

20 方

【药物】槐花、珍珠母、吴茱萸各 50 克。

【制法】将 3 味药研成细药末,过筛装入瓶内,密封保存。

【用法】每次取药末 15～20 克,加米醋适量调成糊状。分作 3 份,取 1 份贴神阙穴,另两份分别贴涂左右足底的涌泉穴,外盖纱布,胶布固定。贴药后再以艾条点燃,于穴位上悬灸 15～20 分钟,每天 1 次,10 次为 1 个疗程。用于高血压病。

【出处】《科技与生活》。

21 方(贴必灵)

【药物】肉桂、牛膝、桑寄生、天麻、灵芝等适量。

【制法】上药共研细末,醋调成膏。

【用法】每晚濯足后贴双足涌泉穴上,外敷纱布,胶布固定,24 小时更换 1 次,1 月为 1 疗程,最多使用 3 个疗程。用于高血压病。

【出处】《陕西中医》,1997,18(11):511。

22 方

【药物】吴茱萸 100 克,龙胆草 60 克,土硫磺 20 克,朱砂 15 克,明矾 30 克。

【制法】将上药共研细末,每次用上药适量,加米醋调成糊状。

【用法】贴敷于双侧涌泉穴,覆盖纱布,胶布固定,2 日一换,1 月为 1 疗程。用于高血压病。

【出处】《农家顾问》,2002,(3):60;《农村新技术》,2003,(2):52;《农村天地》,2004,(10):35。

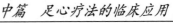

23 方（降压散）

【药物】白芥子、花椒、桃仁、红花、火麻仁、生大黄各等份。

【制法】共研细末，装瓶备用，阴虚阳亢用醋调，其余用姜汁调。

【用法】每晚睡前用温水洗脚后，再用降压散 20 克，做成药饼，敷双足涌泉穴，早晨起床即去除，每天 1 次。用于高血压病。

【出处】《甘肃中医》，1994，7（4）：31

24 方

【药物】白胡椒 7 粒，杏仁 4 粒，桃仁 60 克，栀子 30 克。

【制法】均研为细末，用鸡蛋清调匀，捏成饼状。

【用法】晚上 7 点将药饼贴敷涌泉穴。男贴左，女贴右。用纱布包好，翌日清晨，将药饼剥去，若见到足底有青色，说明血压有降低。轻症连续用 2 次，重症连续用 3 次，即可获效。用于高血压病。

【出处】《国医论坛》，1998，13（4）：11。

25 方

【药物】决明子、女贞子、车前子、青葙子、菟丝子各 10 克。

【制法】上药微火炒热后用单层纱布裹好。

【用法】以双侧足底涌泉穴为中心外敷，每晚 1 次，于睡前 30 分钟开始，每次 30 分钟，2 周为 1 个疗程。用于高血压病。

【出处】《按摩与导引》，2004，6（20）：25。

二十、不寐（失眠）

1 方

【药物】吴茱萸 9 克，米醋适量。

【制法】捣烂，米醋调成糊状。

【用法】外敷涌泉穴，胶布固定，用前先用开水将脚洗净，睡前贴敷。用于失眠。

【出处】《新中医》，1988，（8）：26；《实用中草药外治法大全》。

2 方

【药物】吴茱萸、肉桂各等份。

【制法】取上药为末，瓶贮备用。临睡前取药粉 10 克，用酒调成膏，炒热。

【用法】敷于双侧涌泉穴。用于失眠。

【出处】《穴位贴药与熨洗浸疗法》。

3 方

【药物】清艾条（成药制品）。

【用法】患者晚上临睡前用温热水泡脚 10 分钟,擦干后上床仰卧盖好被褥,露出双脚,宁神静等。由患者家属将清艾条点燃,对准涌泉穴施行温和灸,以患者感觉温热舒适不烫为度,每穴各灸 15～20 分钟。每日灸治 1 次,7 日为 1 疗程。用于失眠。

【出处】《中国针灸》,2000,(2):90。

4 方

【药物】生山栀 10～30 克。

【制法】研碎布包。

【用法】敷于两足底之涌泉穴处,每晚更换 1 次,1 周为 1 疗程,连用 3 个疗程。用于青壮年以失眠、烦恼、口苦、便秘、精神不振、舌尖红、苔黄为主症的阳气偏盛型失眠。

【出处】《中医外治杂志》,2002,11(3):54。

5 方

【药物】朱砂 3～5 克。

【制法】用干净白布 1 块,涂浆糊少许,将朱砂研末均匀粘附于上。

【用法】外敷涌泉穴,次晨去掉。用于失眠。

【出处】《新中医》,1988,(8):26。

二十一、中风、半身不遂（脑血管意外及其后遗症）

1 方

【药物】生附子(或盐附子)适量。

【制法】研末,醋调如饼。

【用法】贴足心涌泉穴。用于中风昏迷,高热不语,下肢不温。

【出处】《穴敷疗法聚方镜》。

2 方

【药物】南星、川乌各适量。

【制法】同黄蜡融化。

【用法】摊手足心。用于中风手足厥冷,惊悸。

【出处】《理瀹骈文》。

3 方

【药物】全蝎 1 条,丹参 5 克,元胡 5 克,丹皮 5 克。

【制法】共为细末,用白酒适量调成糊膏状,摊于硫酸纸上。

【用法】敷于足心,胶布固定。用于半身不遂。

【出处】《足疗治百病》。

4 方

【药物】桃仁、栀仁各 5 枚,麝香 0.2 克。

【制法】共研细末,用白酒调和成糊膏状。

【用法】男左女右贴敷于足心,3 个月 1 换。用于半身不遂。

【出处】《足疗治百病》。

5 方

【药物】蔓荆子 12 克,黄芪 12 克,马钱子 12 克。

【制法】共研细末,用水调成饼状。

【用法】敷于足心涌泉穴、手心劳宫穴以及太阳穴和大椎穴。用于中风半身不遂而体质较弱者。

【出处】《中国民间疗法》。

6 方

【药物】蜜蜡适量。

【制法】温火化开。

【用法】贴敷于手足心,包扎固定。用于暴风身冷如瘫。

【出处】《本草纲目》。

二十二、失 语

1 方

【药物】肉桂 10 克,艾叶 20 克,白芷 10 克。

【制法】上方煎煮,去渣取汁,将一块洁净纱布浸泡其中。

【用法】取出擦洗双足涌泉穴,每日 1 次。用于失语属虚火上浮者。

【出处】《当代中药外治临床大全》。

二十三、冠心病

1方

【药物】大蒜60克,桃仁30克,冰片20克,生巴豆20克,鸡蛋2个。

【制法】捣烂,鸡蛋清调膏,装入油纱布带内,烘热。

【用法】敷双足涌泉穴约5分钟即可。用于冠心病微觉心跳不适。

【出处】《中医外治法集要》。

【备注】敷药时间可适当延长,其标准可以自觉症状消失为度。

二十四、心 悸

1方

【药物】南星、川乌各等份。

【制法】共为细末,用黄蜡融化。

【用法】摊于手足心,每日1次,晚敷晨取,10次为1个疗程。用于心悸。

【出处】《中医外治法简编》。

2方

【药物】三七30克,琥珀20克,肉桂15克,冰片10克。

【制法】上药研细末,取药末3～5克,茶油调成糊状。

【用法】分别敷于双侧涌泉、足三里(外膝眼下3寸,距胫骨前缘一横指)、心俞(第五胸椎棘突下,旁开1.5寸),24小时更换1次,10天为1个疗程。用于房颤所致心悸。

【出处】《浙江中医杂志》,1995,(4):166。

二十五、癫 痫

1方

【药物】栀子适量。

【制法】研为细末,用水调成膏。

【用法】于晚上临睡前外敷涌泉、膻中穴,外用宽布带包扎或纱布覆盖,胶布固定。敷后,局部有蓝色的色素沉着,不久便自然消退。用于癫痫。

【**出处**】《中医外治法集要》。

2 方

【**药物**】吴茱萸粉少许,止喘膏(川乌 15 克,木鳖子 20 克,赤芍 20 克,当归 15 克,白芷 15 克,乌药 15 克,肉桂 15 克,白薇 20 克,茯苓 15 克,牙皂 15 克,枣枝 15 克,连翘 20 克,乳香 15 克,没药 15 克,槐、桑、桃枝各 15 克)3 张。

【**用法**】先将吴茱萸粉置神阙及涌泉穴上,外贴止喘膏,每数日或 1 周更换 1 次,连续贴至症状基本消失后 1 周至 1 个月左右,遇有局部痒痛反应或发生疱疹反应时可暂停用,待恢复后再贴。用于癫痫。

【**出处**】《北京医学》1983 年第 4 期。

3 方

【**药物**】吴茱萸适量。

【**制法**】上药研细末。

【**用法**】放于双涌泉、肚脐后,外贴止喘膏固定,每数日或数周更换 1 次,或于洗澡及洗脚后更换,连续贴敷至症状基本消失后 1 个月。若局部痒痛反应或生疮疹时可暂时停用,待恢复后再贴。用于癫痫。

【**出处**】《实用单方验方大全》。

二十六、高　热

1 方

【**药物**】生附子 63 克,面粉 31 克,葱 16 克。

【**制法**】生附子研末,葱捣烂,和酒调面粉。

【**用法**】包脚心,1 小时后引热下行,高烧自降。用于高烧不退。

【**出处**】《贵州民间方药集》。

2 方

【**药物**】铅粉适量。

【**制法**】研为细末,鸡蛋清调成膏。

【**用法**】敷双手、足心。用于高热惊厥。

【**出处**】《俞穴敷药疗法》。

【**备注**】高热不退,可加白矾或吴茱萸。

3 方

【**药物**】栀子 15 克,桃仁 6 克,杏仁 6 克,胡椒 0.3 克,糯米 0.3 克。

【制法】研为细末,加小麦面适量,鸡蛋清调为膏。

【用法】敷手心劳宫穴和足心涌泉穴。用于高热惊厥。

【验案】患者,女,2岁,1975年4月20日就诊。患儿因高热惊厥,曾住院2次,昨天又高热惊厥。查:体温39℃,心肺(-)。用上法1小时后,惊厥停止,次日体温降至37℃,后经3月随访,虽然有时高烧,但未发生惊厥。

【出处】《俞穴敷药疗法》。

4 方

【药物】吴茱萸7克,白芥子3克。

【制法】研细末,醋或开水调成膏。

【用法】敷涌泉穴和劳宫穴。用于高热惊厥。

【出处】《俞穴敷药疗法》。

5 方

【药物】活蚯蚓数条。

【制法】捣烂。

【用法】敷双足心涌泉穴。用于高热。

【出处】《湖南农村常用中草药手册》。

6 方

【药物】代赭粉适量。

【制法】醋调膏。

【用法】敷涌泉、神阙穴。用于高热惊厥。

【出处】《中医外治法集要》。

7 方

【药物】大黄4克,山栀4克,僵蚕4克,牛膝2克,细辛1克。

【制法】研细末,每用5~8克,米醋调如糊状。

【用法】敷贴双涌泉穴,包扎固定4~8小时取下,不效可连用。用于高热。

【疗效】治疗76例高热患者,迅速降温成功者达97.5%。

【出处】《陕西中医》,1989,9(11):503。

8 方

【药物】山栀、桃仁、面粉各等份。

【制法】共捣如泥状,用鸡蛋清调和成膏状。

【用法】敷足心,3次为1疗程。用于高热惊厥。

【出处】《古今外治灵验单方全书》。

9 方

【药物】冰片 30 克。

【制法】研细末，加入 3～4 倍蒸馏水，混匀。

【用法】用药棉蘸冰片水反复擦双足心涌泉穴。也可反复擦洗全身皮肤或颈部两侧、腋窝、腹股沟、肘窝等浅表大血管处，皮肤变红为度。用于高热。

【出处】《浙江中医杂志》，1987，(6)：242。

【备注】此法不仅降温快，而且在消除高热带来的头痛、全身肌肉关节痛等疗效方面优于酒精擦浴，同时又可避免因酒精浴后发冷的副作用，可为临床应急降温措施之一。

10 方

【药物】生栀子粉(过 60 目筛)10 克。

【制法】与新鲜鸡蛋清调成糊状，做成药饼(如 3 个重叠 5 分硬币大小)摊于布上。

【用法】按男左女右敷于足心涌泉穴，再用绷带包扎，每日 1 次(敷 8 小时)，连用 3 天。用于高热。

【出处】《农村新技术》，2000，(1)：49。

二十七、痹 证

1 方

【药物】吴茱萸 16 克，大蒜 1 头。

【制法】共捣烂。

【用法】包患侧脚心，1 日 1 次。用于风湿性关节炎。

【出处】《贵州民间方药集》。

2 方

【药物】吴茱萸 31 克，生姜 3 克。

【制法】研末，酒炒热。

【用法】包患者患肢脚心(或包两足心)。用于下肢风湿痛。

【出处】《贵州民间方药集》。

3 方

【药物】红矾 30 克，艾叶 9 克，透骨草 9 克。

【制法】共为细末，把药末用纸包一长包，外用纱布重包，用线缝好。

【用法】装入袜子内,垫在脚心下;白天穿着,夜晚可以脱下,10 天换药 1 次,轻者 1 料,重者 2 料愈。用于下肢寒痹。

【出处】《河北省中医药展览会医药集锦》。

【备注】以上乃一条腿的药料,如两腿皆痛,可用 60 克;此方对寒性腿痛有百治百验的效果。

4 方

【药物】针砂、川乌头各适量。

【制法】为末,和匀炒热。

【用法】绢包熨之。用于风湿脚痛。

【出处】《摘玄方》《本草纲目》。

5 方

【药物】黄荆根适量。

【制法】入缸中烧烟。

【用法】熏两足心及痛处,汗出即愈。用于腰脚湿气作痛,不能履地。

【出处】《外治寿世方》。

6 方

【药物】吴茱萸 20 克,生姜 3 克,大蒜 1 头。

【制法】吴茱萸研细末,加入姜蒜共捣烂成泥膏状,酒炒热。

【用法】包患者脚心涌泉穴。用于痹证,关节疼痛较剧,阴雨天加重者。

【出处】《中国常用民间疗法》。

7 方

【药物】用川乌(或草乌)100 克,樟脑 10 克。

【制法】上药共研为细末,用醋调成弹子大小。

【用法】置于足心(涌泉穴)踏住,足下放微火焙烤,温度以使人能耐受为度。同时用衣被围住身体,使汗出如涎,即生效。此法可治足部肌肉疲劳与足、膝等关节风湿疼痛等病。

【出处】《医药与保健》,2004,(7):38。

二十八、腰　痛

1 方

【药物】生附子适量。

【制法】研细末,用醋调成膏。

【用法】敷涌泉穴和命门穴。用于寒湿腰痛。

【出处】《中医外治法集要》。

【备注】命门穴在第二腰椎棘突下,与肚脐相对。

2 方

【药物】附子 30 克,白酒适量。

【制法】附子研细末,用白酒调成糊膏状。

【用法】敷贴于双足心涌泉穴。用于寒湿腰痛和肾虚腰痛。

【出处】《中国民间敷药疗法》《中国常用民间疗法》。

二十九、淋证(泌尿系感染)

淋证是以小便频数短少,赤涩热痛为主症的疾患,主要见于现代医学的泌尿系感染、泌尿系结石等。

1 方

【药物】莴苣菜 1 握,黄柏 10 克。

【制法】将莴苣菜去泥,不用水洗,与黄柏混合,共捣融如膏。

【用法】敷贴于足心涌泉穴,胶布固定。用于血淋。

【出处】《足疗治百病》。

三十、脚气病

1 方

【药物】蓖麻子(去壳)7 粒。

【制法】研烂,同苏合香丸调匀。

【用法】贴足心,痛即止。用于脚气作痛。

【出处】《外台秘要》《华佗神医秘传》。

2 方

【药物】白矾 31 克。

【制法】研末,醋调成膏。

【用法】包脚心,1 日 1 次。用于脚气攻心。

【出处】《贵州民间方药集》。

3 方

【药物】乌头 100 克,樟脑 60 克。

【制法】共研末,以醋调为丸。

【用法】贴足心,布包微火烘脚,以被围盖取汗。用于寒湿脚气。

【出处】《中医外治法》。

4 方

【药物】附子适量。

【制法】研末,盐卤调成糊状。

【用法】涂于足心涌泉穴。用于脚气冲心。

【出处】《中医外治法》《万病单方大全》。

【备注】明张洁《仁术便览》载:"(脚气)用大附子生为末,唾津稠和成饼子贴涌泉穴,缓缓以艾灸,引热下行妙。"

5 方

【药物】樟脑 60 克,乌头 90 克。

【制法】为末,醋和丸弹子大。

【用法】每于足心踏之,下以微火烘之,衣被围盖,汁出如涎为效。用于脚气肿痛。

【出处】《圣济总录》《串雅外编》。

6 方(按摩足心法)

【用法】每日于早起夜睡时,一手握脚趾,一手以掌心擦足心中央,数日后,湿气即发为脚汗,由涌泉穴而出,病自去矣。用于脚气。

【出处】《必用方》《万病单方大全》。

7 方

【药物】盐 3 升。

【制法】蒸热分裹。

【用法】以脚踏之,令脚心热;又和槐白皮蒸之,尤良,夜夜用之。用于一切脚气。

【出处】《食疗本草》《本草纲目》。

8 方

【药物】青盐 1500 克。

【制法】炒烫。

【用法】敷裹痛处,再用一布袋装热盐,踏在脚底下,盐包冷即更换,每日一次,以脚心热透微汗为度。用于脚气肿痛。

【出处】《中国民间疗法》。

9 方

【药物】白槐树皮(切碎)500 克,青盐 1500 克。

【制法】同炒至高热,装入布袋。

【用法】痛处熨一包,脚底踏一包,药袋冷则更换,每日 1~3 次,每次以脚底热透微汗为度。用于脚气肿痛。

【出处】《中国民间疗法》。

10 方

【药物】荆茎适量。

【制法】置灶中,烧烟。

【用法】熏涌泉穴及痛处,使汗出即愈。用于脚气诸病。

【出处】《永类钤方》《串雅外编》。

11 方

【药物】川椒 2~3 升。

【制法】疏布囊盛之。

【用法】日以踏脚。用于寒湿脚气。

【出处】《本草纲目》。

12 方

【药物】硫磺、艾叶各适量。

【制法】共研烂。

【用法】以纸包放脚心,再用布包住,走步见汗,肿消痛止,已经效验。用于干脚气痛不可忍者。

【出处】《验方新编》。

三十一、阳强不倒(强中)

阳强不倒是指阴茎异常勃起,日久不倒,又名强中。

1 方

【药物】水蛭 9 条,麝香 0.3 克,苏合香 1 克。

【制法】先将水蛭烘干,研为细末,再加入麝香和苏合香共研细末,调均匀,用蜜调成膏。

【用法】阴茎勃起时,用此膏贴于足心涌泉穴,阴茎即软缩。用于阳强。

【出处】《中医外治法集要》。

【备注】《古今医鉴》:"缩阳秘方:张岭南传。水蛭寻起九条,入水碗养住,至七月七日,取出阴干,秤有多少,入麝香、合香,三味一般多,研细末,蜜少许为饼。遇阳兴时,即将少许擦左脚心,即时萎缩,过日复兴,再擦。"

2方

【药物】破故纸20克,韭子20克,白芷10克,大豆皮40克。

【制法】水煎煮,去渣取汁。

【用法】用洁净纱布醮药汁擦洗足心涌泉穴和下腹丹田穴,1日1次。用于阳强属虚火妄动者。

【出处】《当代中药外治临床大全》。

3方

【药物】肉桂20克,艾叶20克。

【制法】共为细末,并水调成糊状。

【用法】取适量分别贴敷于两足心涌泉穴,盖以纱布,胶布固定,1日1次。用于阳强属虚火妄动者。

【出处】《当代中药外治临床大全》。

4方

【药物】水蛭20克,苏合香3克。

【制法】共为细末,蜜调成膏状。

【用法】敷于双足心涌泉穴。用于阳强不倒。

【验案】患者,男,28岁,1992年11月9日初诊。患者自诉阳强不倒2个月,茎内胀痛,彻夜难眠,小便黄,大便干,舌质红,苔黄,脉细数。诊为强中。用上法敷药1次,阳强即愈,至今未发。

【出处】《中医外治杂志》,1994,(1):6。

三十二、血小板减少性紫癜

1方

【药物】大蒜适量。

【制法】捣烂成泥状。

【用法】敷贴涌泉穴,外用胶布固定,12小时更换1次,连续5天为1疗程。用于血小板减少性紫癜。

【出处】《当代中药外治临床大全》。

2方

【药物】艾条1支。

【制法】略。

【用法】点燃艾条,在涌泉穴上作雀啄灸,每日1次,每次5～10分钟,7次为1

疗程。用于血小板减少性紫癜。

【出处】《当代中药外治临床大全》。

三十三、自　汗

1 方（自汗膏）

【药物】五倍子、郁金各等份，蜂蜜适量。

【制法】前 2 味药研细末，用蜂蜜调成膏状。

【用法】敷于涌泉穴、神阙穴、灵虚穴上，盖以纱布，胶布固定，1 日 1 换，7～10 天见效。用于自汗。

【出处】《穴位贴药疗法》。

三十四、盗　汗

1 方

【药物】酸枣仁、五倍子各等份。

【制法】共研为细末，贮瓶备用。

【用法】临睡前取药粉 20～30 克，加蜂蜜调成糊状，敷于两足心涌泉穴，用绷带或布条包扎固定，翌晨取下，每日换药 1 次。用于盗汗。

【疗效】一般敷药 3～7 次即可痊愈。

【出处】《湖南中医杂志》，1991，（1）：24。

2 方

【药物】白矾适量。

【制法】上药研为细末。

【用法】取 3 克，敷于橡皮膏上，对此过敏者可敷于纱布上，然后洗净双足，贴敷药物于双足涌泉穴，12 小时换药 1 次。用于盗汗。

【出处】《中国社区医师》，2003，（20）：39。

三十五、关　格

小便不通曰关，呕吐不止曰格，两者并见曰关格，为危重病候。

1 方

【药物】大黄 30 克，醋适量。

【制法】大黄研细末,用醋调成糊状。

【用法】敷于足心涌泉穴,2～4小时换药1次,必要时可敷2～3次。用于关格。

【出处】《穴位贴药疗法》。

三十六、癔 病

1方(针刺涌泉法)

【用法】取圆利针刺入涌泉穴1～2分,以短促的重刺激,并予捣动、捻转1分钟左右。用于癔病性不语症。多数患者当时仅能发单音词,如"麻""好""啊"等,经过较短时间则完全恢复正常;1次未愈者,隔1～2日再针。

【疗效】治疗68例,针刺1次痊愈者66例,无效2例;有效率为98.5%。

【验案】患者,男,36岁,体力劳动者。4年前因精神刺激突然不语,听力正常,能以手势或通过笔写与他人交谈;能完全听懂别人的说话,饮食、起居均正常,诊断为癔病不语症。曾针治上肢及颈部诸穴数次无效。取双侧涌泉穴,按上法针刺,未及出针即发出声音,但因口吃,又加强刺激,言谈流利如常人后乃出针。

【出处】《中医杂志》,1981,(2):22。

三十七、便 秘

1方

【药物】大黄适量。

【制法】温水调为糊状。

【用法】临睡前敷于左足涌泉穴,次晨取下,一次即可见效。用于便秘。

【出处】《开卷有益——求医问药》,1994,(2):20。

三十八、胃肠出血

【药物】大生蒜4份,玄明粉1份。

【制法】上药混合后捣烂。

【用法】取90克,用四层纱布包裹,贴敷涌泉穴缚定,待4～5小时后去掉。每日更换一次至血止停。每次贴药前,在足心应先涂上一层凡士林,以防足底起泡。用于胃肠出血。

【出处】《双足与保健》,1996,(1):40。

三十九、肺心病

【药物】桃仁、杏仁各 12 克,栀子 3 克,胡椒 7 粒,糯米 14 粒,紫皮大蒜 10 瓣。

【制法】上药捣碎,用生鸡蛋 1 个调为糊状。

【用法】每晚睡前洗净足部,将 5 毫升药糊(左右脚交替应用)贴于涌泉穴,每日 1 次。外敷后局部可见青紫,无须处理;若患者水肿明显,可取蓖麻子 30 ~ 40 粒捣碎加入外敷药物中。治疗有发热、咳嗽、咳痰、喘息、浮肿、心悸等症状的肺心病。

【出处】《中国民间疗法》,1999,(1):9 ~ 10。

四十、面痛(三叉神经痛)

1 方

【药物】吴茱萸 5 克。

【制法】吴茱萸研成细末,加面粉少许,用水调成糊状。

【用法】敷于足底涌泉穴。用于三叉神经痛。

【出处】《中国针灸》,1997,(5):295。

四十一、消渴(糖尿病)

1 方

【药物】五味子 15 克,元胡 15 克,白芷 15 克,细辛 10 克,附子 10 克,牛膝 15 克,肉桂 10 克。

【制法】共研末,分别装入两个小布包中。

【用法】将小布包紧贴在双脚涌泉穴(足底中,足趾跖屈时凹陷处),2 周为 1 个疗程,1 年治疗 4 ~ 5 个疗程。用于治疗糖尿病及其并发症。

【出处】《中国民间疗法》,2002,10(4):59。

四十二、腹　胀

1 方

【药物】大黄 30 克。

中医足心疗法大全

【制法】上一味,研为细末,用醋调成糊状。

【用法】涂于两足涌泉穴。用于腹胀。

【出处】《奇治外治方》。

四十三、内科杂症

1方

【药物】大蒜适量。

【制法】捣烂。

【用法】急磨脚心,令偏热。用于脚转筋。

【出处】《摄生众妙方》。

2方

【药物】黄蜡250克。

【制法】熔化,摊旧纸上。

【用法】趁热敷两脚心和两手心,冷则随换。用于脚上转筋。

【出处】《验方新编》。

【备注】《本草纲目》载:"刘禹传信方:用蜡半斤,涂旧绢帛上,随患大小阔狭,趁热缠脚,贴当脚心,便着袜裹之;冷即易,仍贴两手心。"

3方

【药物】五倍子3克,吴茱萸16克。

【制法】分别研末,各用水调。

【用法】先用五倍子包寸口,使脉回阳,再用吴茱萸调包两足心,引热下行,吐泻即止。用于上吐下泻,脚转筋,手足逆冷,脉沉微欲绝如霍乱者。

【出处】《贵州民间方药集》。

4方

【药物】吴茱萸适量。

【制法】研末,酒调匀,蒸热。

【用法】敷熨脚心。用于阴毒伤寒,四肢厥冷。

【出处】《文堂集验方》《药治通义》。

5方

【药物】附子适量。

【制法】研末。

【用法】涂于涌泉穴。用于虚火。

【出处】《丹溪心法》。

6 方

【药物】附子末适量。

【制法】津调成膏。

【用法】涂于涌泉穴。用于虚火背热。

【出处】《摘玄方》《本草纲目》。

7 方

【药物】吴茱萸 30 克,面 15 克。

【制法】研末,用水调成厚糊一般,以布如钟大,摊膏,纸厚半分。

【用法】贴在涌泉穴上,以手足温为度。用于手足厥逆之证。

【出处】《药治通义》《串雅外编》。

8 方

【药物】蜜蜡 150 克。

【制法】融化,涂旧帛绢上。

【用法】敷手足心。用于暴风身冷。

【出处】《本草纲目》《验方新编》。

9 方

【药物】蜜蜡适量。

【制法】熔化。

【用法】趁热缠脚心和手心,冷则换。用于风毒惊悸。

【出处】《穴敷疗法聚方镜》。

10 方

【药物】生附子 130 克,大蒜(去皮)20 克,米醋适量。

【制法】将生附子为末,大蒜捣融,加醋放锅内加热熬稠,每取 20 克,捣制成 1 个五分硬币大小的药饼。

【用法】趁热贴于两涌泉穴,冷后再换,1 日数次。用于痰涎壅盛,肢厥昏迷。

【出处】《穴位贴药疗渤》。

11 方

【药物】吴茱萸、附子、飞面、麝香各适量。

【制法】研末,调膏。

【用法】敷于涌泉穴,引热下行,则下身一热而上部之火自息矣。用于下真寒上假热证。

【出处】《理瀹骈文》。

【备注】凡虚火上炎及逼阳于上者皆可用。

12 方

【药物】吴茱萸适量。

【制法】研末,热醋调成膏。

【用法】涂于两足心,24 小时 1 换,以愈为度,此法最妙。用于周身发斑,眼赤鼻胀,气喘,毛发硬如铜钱。

【出处】《验方新编》。

13 方

【药物】吴茱萸适量。

【制法】研末,醋调膏状。

【用法】敷两足心,24 小时换药 1 次,连敷数目。用于心疼,手不可近,此肾火也。

【出处】《验方新编》。

14 方

【药物】生附子适量。

【制法】研末,口水调成糊状。

【用法】敷两足心。用于虚火所致的背热如火证。

【出处】《验方新编》《外治寿世方》。

15 方

【药物】生附子 6 克,好酒曲 9 克。

【制法】共为末。

【用法】调敷足心,甚妙。用于脚冷如冰。

【出处】《验方新编》《外治寿世方》。

16 方

【药物】吴茱萸 9 克。

【制法】研末。醋调成膏。

【用法】敷两足心。用于自头麻至心而死,或自足至膝而死。

【出处】《疑难急症简方》。

17 方

【药物】吴茱萸 75 克。

【制法】碎,酒拌湿,布袋两个分包,蒸透。

【用法】多熨两足心,并熨肚脐下,候气透手足暖为度。用于伤寒证不能分阴阳,目定口呆,不省人事,身热,大小便不通而无汗者。

【出处】《验方新编》。

【备注】或加麦面、食盐、葱白等份,同炒热熨亦可,冷则随换。

18 方

【药物】吴茱萸适量。

【制法】研末,热醋调膏。

【用法】敷两足心,24 小时 1 换,以愈为止,此法极妙。用于热病。

【出处】《验方新编》。

19 方

【药物】吴茱萸 70 克。

【制法】酒拌湿,绢袋两个包蒸极热。

【用法】交替互熨足下,候气透,痛亦即止,累有效。用于阴毒伤寒。

【出处】《圣惠方》《万病单方大全》。

20 方

【药物】吴茱萸 75 克。

【制法】酒拌蒸,绢包。

【用法】熨足心和脐下。用于伤寒直中三阴经,初无头痛发热,面青肢冷,小腹绞痛者;亦治男女房事后,饮食生冷致成阴症腹痛者;并治霍乱吐泻腹痛。

【出处】《理瀹骈文》。

【备注】本方亦可加葱白、麦麸、食盐。

21 方

【药物】附子片适量。

【制法】研细末。

【用法】先用半夏、甘草、姜汁调涂颈上及脐内,再用附子片贴足心。用于暴寒中人,伏于少阴,经旬日始发为咽痛者,俗名肾伤寒。

【出处】《外治寿世方》。

22 方

【药物】生附子、蒜头各适量。

【制法】煮,捣成饼。

【用法】贴涌泉穴。用于中痰厥。

【出处】《外治寿世方》。

【备注】中寒中风皆可贴。

23 方

【**药物**】花椒、陈皮各 120 克。

【**制法**】同炒热,用绢袋装在火箱上。

【**用法**】以脚底踏袋熏之最效。用于寒湿脚气肿痛。

【**出处**】《万病回春》。

第三章 外科病证

一、脱疽(血栓闭塞性脉管炎)

1方

【药物】三分三、独定子(金铁锁)、云南重楼各60克,红花20克,滇三七30克,桃仁40克。

【制法】共研细末,每次取1/4量,用甜米酒或红糖或醋调匀成膏。

【用法】外敷涌泉穴和上巨虚穴,绷带固定,隔日1次,1月为1疗程;同时配合内服加味四妙勇安汤。用于血栓闭塞性脉管炎。

【出处】《中医杂志》1980,(2):30。

【备注】敷药后局部灼热,有无数小虫走窜于皮下之感,药干后自消。

二、疝 气

1方

【药物】蓖麻叶适量。

【制法】和盐捣烂。

【用法】敷足心涌泉穴。用于疝气。

【出处】《岭南采药录》。

2方

【药物】白胡椒7粒。

【制法】研为末,放膏药上。

【用法】贴在偏坠侧的涌泉穴。用于疝气。

【出处】《常见病验方研究参考资料》。

3方

【药物】蓖麻子净仁7粒,面粉适量。

【制法】混合捣如膏状。

【用法】取药膏贴于涌泉穴,左侧偏坠贴右足,右侧偏坠贴左足,贴药后,盖上纱布,胶布固定,1日换药2次。用于疝气偏坠,睾丸肿大。

【出处】《穴位贴药疗法》。

【备注】《外治寿世方》载:治疝气偏坠,蓖麻子7粒,和饭捣为丸,敷足心,左痛敷左,右痛敷右,双痛双敷。

4方

【药物】紫苏30克,艾20克,防风15克。

【制法】上药煎滚。

【用法】放脚盆内,先薰四面护紧,挨温洗之,重者两次除根。用于小肠气,肾囊坚硬,小便不通者。

【出处】《良方集腋》。

三、急性腰扭伤

1方

【药物】生附子30克。

【制法】研细末,用白酒调成糊状。

【用法】敷贴于双足心涌泉穴。用于腰部急性扭挫伤。

【出处】《中国民间敷药疗法》。

四、乳痛、乳疖(急性乳腺炎)

1方

【药物】叶下红、鲜杠板归叶各适量。

【制法】共捣烂。

【用法】敷足底涌泉穴,右痛敷左,左痛敷右。用于乳腺炎。

【出处】《闽东本草》。

2方

【药物】生地、大黄各等份。

【制法】烘干,研为细末,过筛,醋调成膏状。

【用法】敷双足涌泉穴,纱布包扎固定,12～24 小时换药 1 次,连敷 3～4 天。用于乳腺炎。

【出处】《中医外治法集要》。

五、阴部水肿

1 方

【药物】鲜锯锯藤全草 31 克,枯矾 3 克。

【制法】捣烂。

【用法】敷脚心,约 1 小时后,小便增多,阴肿消失。用于阴部水肿。

【疗效】治疗不明原因的阴部水肿 2 例,取得良好效果。

【出处】《贵州民间方药集》《穴敷疗法聚方镜》。

【备注】锯锯藤为茜草科植物,又名猪秧秧。

2 方

【药物】白矾 31 克。

【制法】研末,醋调成膏。

【用法】包脚心,每日 1 次。用于阴部水肿。

【出处】《贵州民间方药集》《穴敷疗法聚方镜》。

六、瘰疬(淋巴结核、淋巴结炎)

1 方

【药物】生川乌、生草乌、生半夏、北细辛各 3 克,大枣 10 枚。

【制法】前 4 味药研末,大枣去核共捣如泥,盐水拌调,搓成丸子 1 个(大如鸽蛋)。

【用法】如左腋红肿,将丸子 1 个包在右手心,右腋有病包在左手心;左腿有病,包在右脚心;再用阎王刺根 60 克水煎服,卧床盖被取汗,汗出肿消。用于淋巴结炎。

【出处】《贵州民间方药集》。

2 方(加减健阳丹)

【药物】胡椒 30 克,明矾 9 克,火硝 9 克,黄丹 9 克,麝香 3 克。

【制法】上药共研细末,以蜜调作 2 丸。

【用法】病在左握左手,病在右握右手;腰以下则敷足心,以布扎之,不可移动,6 小时一换。不论何种肿痛溃烂,数丸总能生肌收口,忌茶水及房事。用于淋巴结核。

【出处】《中医简易外治法》《中国医学疗法大全》。

【备注】亦治骨槽风、骨髓炎,还可作为癌肿之辅助疗法。

七、疔　毒

1方

【药物】吴茱萸适量。

【制法】研末,热醋调膏。

【用法】敷两足心,1日1换,此引热下行,至妙法也。用于葡萄疔毒。

【出处】《验方新编》。

八、血　瘤

1方

【药物】三七参末、吴茱萸末、白面、蓖麻子各适量。

【用法】三七参末敷患处,再用吴茱萸末、白面为糊,搅匀摊如膏;蓖麻子研敷两足心;用前膏盖之。用于下唇血瘤,流血不止。

【出处】《惠直堂经验方》。

2方

【药物】大蒜头适量。

【制法】捣烂。

【用法】敷贴涌泉穴,引热下行即愈。用于血瘤错破,流血不止。

【出处】民间验方。

九、脱　肛

1方

【药物】蓖麻子15克。

【制法】捣烂成膏。

【用法】敷于足心涌泉穴。用于脱肛。

【出处】《足疗治百病》。

十、骨髓炎

1 方（加减健阳丹）

【药物】胡椒 30 克，明矾 9 克，火硝 9 克，黄丹 9 克，麝香 3 克。

【制法】上药共为细末，用蜂蜜调成 2 个药丸。

【用法】敷于足心，用布扎之，不可移动，6 小时 1 换。用于下肢骨髓炎。

【出处】《中医简易外治法》《中国医学疗法大全》。

【备注】用药期间忌茶水及房事。本方亦治淋巴结核。

十一、流注（肌肉深部脓肿）

流注相当于发于肌肉深部的多发性、转移性脓肿。在古医籍中根据本病的病因和发病部位不同又有许多不同的名称，如夏季感受暑湿之邪者名"暑湿流注"，由于疔疖引起者名"余毒流注"，跌打损伤引起者名"瘀血流注"等。其特征是四肢或躯干有一处或数处漫肿疼痛，皮色如常，后期肿块增大、溃破流脓，因有此处未愈、别处又起的特点，故名流注。

1 方

【药物】草乌 12 克，五灵脂 12 克，当归 12 克，芸香 6 克，地龙 20 克，木鳖仁 12 克，麝香 0.1 克，陈墨炭 6 克，乳香 12 克，没药 12 克，糯米粉 12 克。

【制法】上药共研细末，用白酒调拌。

【用法】敷贴于双脚心涌泉穴。用于流注。

【出处】《中国民间敷药疗法》。

十二、附睾肿大

1 方（吴萸膏）

【药物】吴茱萸 300 克。

【制法】放锅内用文火拌炒，直至药物呈灰白色或白色时才能将锅移开，冷却后研末；每次取 30 克，加黄酒、蜂蜜各半调成糊状，以手能拿起为度。

【用法】将药分摊于中极穴和涌泉穴，约 0.5 厘米厚，上用一块软塑料膜覆盖（略大于贴药面积），周围用胶布固定，以保持湿润，加强药效；隔日换药 1 次，5 次 1 疗程；若未愈，可停药 3～5 天后再行下一疗程。用于附睾肿大。

【疗效】治疗附睾肿大 9 例，用药后症状均消失；治愈后不留后遗症者 6 例，留有绿豆大小之硬结者 33 例。治疗时间 20～30 天。

【验案】患者,男,22 岁,学生,未婚。因发现左侧睾丸处疼痛,活动时加重,常牵扯左小腹,睾丸上方肿大已月余而就诊。病前无外伤史,也无其他明显诱因。检查:阴囊外观无红肿,两侧精索未见异常,左侧睾丸上方紧贴睾丸处可扪及一个大约 1.0 厘米×2.0 厘米之椭圆形肿物,质硬,中间略有凹陷;触痛明显,无波动感;透光试验(－),血、尿常规、血沉正常,血中未查出微丝蚴。舌质正常,苔薄白,脉左尺沉、弦长。按上法治疗 20 天,局部疼痛消失,仅留下绿豆大小之硬结。随访 6 个月,未见复发。

【出处】《中医外治杂志》1994,(1):17。

十三、足部疾患

1 方

【药物】川椒、盐各等份。

【制法】研细末,用醋调和成糊状。

【用法】敷患处。用于手足心肿。

【出处】《疑难急症简方》。

【备注】《急救广生集》载:"手足心肿,乃风也,椒、盐等份,醋和,敷之,良。《肘后方》。"

2 方

【药物】鹅掌皮或鸭掌皮适量。

【制法】煅为末。

【用法】擦患处。用于手足心底烂如蚁窝。

【出处】《疑难急症简方》。

3 方

【药物】南星末、牛皮胶、生姜汁各适量。

【制法】牛皮胶用生姜汁化开,加入南星末调匀。

【用法】涂患处,烘物熨之。用于脚底木硬。

【出处】《疑难急症简方》。

【备注】《急救广生集》引《笔峰杂兴》:"脚底木硬,牛皮胶,生姜汁化开,调南星末涂,上烘物熨之。"

4 方

【药物】大蒜、盐各适量。

【制法】共捣烂。

【用法】敷患处。用于脚底红肿热痛。

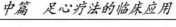

【出处】《疑难急症简方》。

5 方

【药物】草乌头适量。

【制法】炒干,研末。

【用法】敷于患处,并用炒韭子9克煎服。用于脚心肿起,坚硬如铁,不能履地,膝上毛孔时时流水,时发寒战,唯思酒食。

【出处】《疑难急症简方》。

6 方

【药物】红芽大戟(去心)适量。

【制法】加酒捣研。

【用法】敷于患处。用于足心发热疼痛。

【出处】《中医外治法》。

7 方

【药物】黄柏、猪脊髓各适量。

【制法】黄柏研细末,同猪脊髓研如膏。

【用法】敷于脚心患处。用于脚底无故开裂。

【出处】《惠直堂经验方》《验方新编》。

【备注】如老年者或系气血两亏,加八宝丹同稠敷更佳。

8 方

【药物】炮川乌头适量。

【制法】研细末。

【用法】敷于脚心。用于足钉异疾,症见两足心凸肿,上生黑豆,疮硬如钉;胫骨生碎孔,髓流出,身发寒颤,唯思饮酒,此是肝肾冷热相吞。

【出处】《夏子益奇疾方》《急救广生集》。

9 方

【药物】何首乌适量。

【制法】研细末,用醋调成糊膏状。

【用法】敷贴于足底,再用熨斗火烙之,自愈。用于脚底板红肿热痛。

【出处】《验方新编》。

10 方

【药物】田螺数个。

【制法】捣烂。

【用法】先将脚洗净拭干,再敷以田螺,过一夜即愈。用于竹木石砂陷入脚底红肿疼痛。

【出处】《验方新编》。

11 方

【药物】三角白果数枚。

【制法】去壳衣,浸菜油内捣饼。

【用法】贴于足心患处,两日即愈。用于瓷锋嵌入脚板。

【出处】《验方新编》。

12 方

【药物】萝卜子(炒)、白矾各 30 克。

【制法】研细末。

【用法】共铺鞋底内。可以预防远行足部肿痛。

【出处】《近代中医珍本集验方分册·金不换良方》。

13 方

【药物】生附子 6 克,好酒曲 9 克。

【制法】共为细末,烧酒调成糊膏状。

【用法】敷于足心甚效。用于足冷如冰。

【出处】《近代中医珍本集验方分册·吉人集验方》。

14 方(软脚散)

【药物】防风 15 克,白芷 5 克,川芎 7.5 克,细辛 7.5 克。

【制法】上药 4 味,共研细末,瓷瓶收贮。

【用法】倘远行路者,撒少许于鞋内,步履轻便,不生针疱,足汗皆香。

【出处】《近代中医珍本集验方分册·集验良方拔萃》

15 方

【药物】生白面适量。

【制法】水调成糊状。

【用法】涂于足心。用于行路足底起泡。

【出处】《奇效简便良方》。

16 方

【药物】生附子 1 片。

【制法】切成薄片。

【用法】贴于患处。用于穿掌症(手足心忽肿,或痛或不痛,或烂或不烂)。

【出处】《奇效简便良方》。

【备注】原先不痛者贴药后数目必然作痛、作痒,切不可用手抓。

17 方

【药物】鲜桑叶适量。

【制法】捣烂成泥状。

【用法】敷于患处。用于穿掌症(手足心忽肿,或痛或不痛,或烂或不烂)。

【出处】《奇效简便良方》。

18 方

【药物】白芨适量。

【制法】刮取细末,口水调成膏状。

【用法】敷于脚底患处,立效。用于脚底开裂。

【出处】《奇效简便良方》。

19 方

【药物】生姜、艾绒各适量。

【制法】将生姜切片成3分厚,用针灸针密刺小孔;艾绒捏成小艾炷。

【用法】患者俯卧,患侧足心贴姜片,用艾炷行灸法,灸7壮后换一姜片,患足涌泉穴均灸14壮,每日1次,10次为1疗程。治疗跖痛症(以足底疼痛为主)。

【出处】《上海针灸杂志》,1996,15(3):30。

第四章　妇产科病证

一、月经不调

1 方

【药物】当归 20 克,五味子 12 克,樟脑 3 克,凡士林适量。

【制法】前 3 味药共研细末,用凡士林调成膏状。

【用法】敷贴于双侧涌泉穴、双侧腰眼穴及关元穴,然后温灸穴位。用于月经或先或后,经量或多或少,腰酸,头晕,心悸,面色无华者。

【出处】《中国常用民间疗法》。

【备注】腰眼穴在第三、四腰椎之间旁开 3 寸左右的凹陷中;关元穴在脐下 3 寸。

2 方

【药物】益母草 60 克,生地 12 克,五味子 12 克。

【制法】上药研细末,用凡士林调成膏状。

【用法】敷贴于涌泉穴、期门穴和三阴交穴。用于月经提前。

【出处】《中国民间敷药疗法》。

【备注】期门穴在乳头直下第六肋间隙;三阴交穴在内踝上 3 寸。

二、痛　经

1 方

【药物】白芥子 12 克,面粉适量。

【制法】白芥子研末,用面粉调成糊状。

【用法】外敷涌泉穴、关元穴和腰骶部,然后温灸。用于痛经。

【出处】《中国常用民间疗法》。

三、倒　经

倒经指月经来潮前 1～2 天,或正值经行时,出现有规律的吐血或衄血,每伴随月经周期发作,常可导致月经减少或不行,似乎月经倒行逆上,故名倒经,又称为"经行吐衄""逆经"。

1 方

【药物】大蒜 31 克。

【制法】捣如泥。

【用法】包两足心,鼻有蒜气时即效。用于倒经。

【出处】《贵州民间方药集》。

2 方

【药物】生地 15 克,牛膝 15 克。

【制法】共捣烂。

【用法】敷于足底,每日 1～2 次。用于经行吐衄。

【验案】患者,女,36 岁,工人。3 个月来每于月经来潮前 1～2 天鼻即出血,量多鲜红,经行量少,面色潮红,头痛且胀,口苦,心中烦热。舌质红,舌苔薄黄,脉弦数。证属肝火炽盛,经血上逆,溢出清窍使然。用上方 3 次后鼻衄减轻,再用 3 次鼻衄即止。

【出处】《中医外治法奇方妙药》。

3 方

【药物】黄柏、丹皮、山栀、广郁金各 15 克,大蒜适量。

【制法】上药共捣烂做饼状。

【用法】敷贴于双足涌泉穴,以纱布覆盖,胶布固定,每日 1 次。用于经行吐衄。注意敷药前可在局部涂凡士林,以免起泡。

【出处】《家庭科技》,2003,(9):27。

四、闭　经

1 方

【药物】半夏 12 克,红花 6 克,桃仁 12 克。

【制法】上药共研细末,用姜汁或醋或白酒调成膏状。

【用法】敷贴于双足心涌泉穴、肚脐神阙穴和腰骶部。用于闭经属气滞痰凝者。

【出处】《中国民间敷药疗法》。

五、崩　漏

1 方

【药物】大蒜适量。

【制法】捣烂成泥膏状。

【用法】贴敷于患者的双侧涌泉穴。用于崩漏。

【疗效】治疗 3 例，均获痊愈。

【验案】患者，女，13 岁，1988 年 6 月就诊。半年来月经一直不正常，20～50 天一停，每次来 10 余天，量多，色呈紫黑，夹有瘀块，每天用卫生纸 17～18 包，头晕昏花，汗多，面色苍白，舌红苔黄，脉弦细无力，服汤散数剂无效。用蒜泥敷贴 3 小时后自觉灼痛取下，局部起小泡。以后血量渐少，发泡 1 周后自愈。随访几个月，周期正常，血量一般。

【出处】《江西中医药》，1990，(2)：14。

六、胎动不安

1 方

【药物】吴茱萸适量。

【制法】研为细末，酒调成膏。

【用法】敷脚心，胎安即洗去。用于胎动不安。

【出处】《华佗神医秘传》。

七、子悬（胎气上逆）

子悬指妊娠期间，出现胸闷腹胀，痞塞不舒，呼吸不畅，食后更甚，坐卧不安，甚至胸胁胀满疼痛，呼吸迫促，烦躁不安，又名胎气上逆。

1 方

【药物】吴茱萸适量。

【制法】研细末。

【用法】敷足心。用于孕妇子悬。

【出处】《验方新编》。

八、妊娠中毒症

1 方

【药物】吴茱萸 3 克,大蒜 1 头。

【制法】吴茱萸研细末,与大蒜同捣如泥状。

【用法】敷于足心涌泉穴。用于妊娠中毒症。

【验案】患者,女,26 岁,农民,1989 年 4 月 3 日诊。患者怀孕 8 月余,同时双下肢浮肿明显,血压 180/120mmHg,收入妇产科住院治疗。查体:T37℃,神清,急性病容,唇红颈软,心率 96 次/分,宫底脐上两指,B 超显示双胎,两下肢 2 度浮肿,肝脾及神经系统无异常。血常规:HB10g,RBC310,WBC7200,N71%,L29%;尿常规:蛋白(＋＋)。诊断为妊娠中毒症,经肌注利血平、静滴硫酸镁等治疗 4 天病情未缓解而邀余会诊。查其舌红,苔薄黄,脉弦滑。即用上方贴敷双足涌泉穴,用药后患者自觉足心处刺激强烈,4 小时后,测血压 120/70mmHg,下肢浮肿渐消,余症缓解,次日复查尿蛋白转阴,观察 36 小时症状稳定出院,10 天后顺产男、女各一婴。

【出处】《江苏中医》,1990,(1):2。

九、难　产

1 方

【药物】盐适量。

【用法】用盐摩产妇腹,并涂儿足底,仍急爪搔之。用于难产。

【出处】《千金方》。

2 方

【药物】盐、胡粉各适量。

【制法】研末,调匀。

【用法】涂儿足下即顺。用于逆生难产。

【出处】《千金方》。

3 方

【药物】生夏枯草 1 把。

【制法】捣烂。

【用法】包产妇两足心。用于难产,可催产。

【出处】《贵州民间方药集》。

4 方

【药物】红梗蓖麻嫩叶适量。

【制法】捣烂。

【用法】敷贴两足心。用于滞产。

【出处】山西《常见病验方选》。

5 方

【药物】蓖麻子 100 粒,雄黄 3 克。

【制法】共研末。

【用法】涂足心即产。用于难产。

【出处】《产鉴》。

6 方

【药物】蓖麻 125 克。

【制法】捣烂成膏,分成 4 份。

【用法】分包两足心及两耳叉。用于胎儿横位。

【出处】《贵州民间方药集》。

【备注】用蓖麻子贴足心治疗难产,古代许多医籍均有记载。如《本草纲目》:"产难……蓖麻仁,捣贴足心。"

7 方

【药物】板栗球、蓖麻子各适量。

【制法】将板栗球烧成灰,与蓖麻子仁共捣烂。

【用法】敷双足涌泉穴。用于滞产。

【出处】《湖南农村常用中草药手册》。

8 方(催生万金膏)

【药物】蓖麻子 7 粒。

【制法】去壳,捣为泥,匀分两饼。

【用法】贴产妇左右足心,不一时胎即下,神效。用于难产。

【出处】《葛氏方》《产鉴》。

【备注】《喻选古方试验》载:"妇人难产,胎在腹中,并胞衣不下及胎死者……崔元亮方:取蓖麻子七粒,去壳,研膏,涂脚心;若胎及衣下,便急洗去,不尔,则子肠出,即以此膏涂顶,则肠自入。"

9 方

【药物】铅丹适量。

【制法】调成膏。

【用法】涂儿足下。用于妇人逆产。

【出处】《集验方》《本草纲目》。

10 方

【药物】蓖麻 2 个,巴豆 1 个,麝香 0.3 克。

【制法】研为组末。

【用法】贴足心并脐中。用于催生下胎。

【出处】《本草纲目》。

【备注】《喻选古方试验》载:"《本草从新》载:'胞胎不下,蓖麻二粒,巴豆一粒,麝香一分,贴脐中并足心,胎下即去之;若子肠挺出者,捣膏涂顶心即收。'"

11 方

【药物】蓖麻子(去壳)7 粒,麝香 0.3 克。

【制法】蓖麻子研如泥,入麝香再研成膏。

【用法】涂产妇足心,胎下即去药,迟则恐子肠出也;如子肠出,可移涂产妇足心,肠即收上,速去之;此方催生下胎虽速,药性猛峻,用者慎之。用于催生。

【出处】《外治寿世方》。

12 方

【药物】大麻子 10 ～ 25 克。

【制法】剥去皮,捣成泥状,摊白布上。

【用法】敷双足涌泉穴。用于子宫收缩乏力引起的难产。

【出处】《中国民间疗法》。

13 方(如圣膏)

【药物】蓖麻子(去壳)30 克,雄黄 6 克。

【制法】共研为细膏。

【用法】涂母右脚心,子下即洗去。用于难产。

【出处】《世医得效方》。

十、胞衣不下(胎盘滞留)

胎儿娩出后,经过较长时间胎盘不能娩出,称"胞衣不下",亦称"息胞",现代医学名"胎盘滞留"。

1 方

【药物】蓖麻仁适量。

【制法】研膏。

【用法】以涂脚心即下。用于产后胞衣不下。

【出处】《本草求真》。

2 方

【药物】大麻仁 14 粒,吴茱萸 9 克,雄黄 3 克。

【制法】和醋捣成泥状。

【用法】敷于双足心,胞衣下即去药。用于胞衣不下。

【出处】山西《常见病验方选》。

3 方

【药物】蓖麻子(去壳)14 粒。

【制法】捣烂。

【用法】贴两足心,胎衣即下;衣下后立即将药洗去,久则恐肠出也,如肠已出,可将此药敷囟门上,肠自收入,药随洗去勿迟。用于胞衣不下。

【出处】《验方新编》。

4 方

【药物】蓖麻子(去壳)14 个,白面适量。

【制法】同研烂。

【用法】敷足心。用于胎衣不下。

【出处】《孙真人海上方》。

【备注】原歌曰:"产后胞衣不落身,惶惶惊动一家人,蓖麻去壳十四个,白面同研敷足心。"

5 方

【药物】蓖麻子 30 粒。

【制法】上药研烂去壳。

【用法】于产后头顶上擢发少许,涂之,须臾觉腹中提上即除去,再于足心涂之,自然顺生,生下即去药,迟则肠出不收。用于胞衣不下。

【出处】《妇科秘方》《女病外治良方妙法》。

6 方(如圣膏)

【药物】蓖麻子(去壳)30 克,雄黄 6 克。

【制法】研细,成膏。

【用法】涂母右脚心,胎衣下后即速洗去。用于胎衣不下。

【出处】《世医得效方》。

【备注】亦治难产和死胎不下。

7 方

【药物】蓖麻子(去壳)40 粒,铁锈 2 钱。

【制法】合杵(共研细末)。

【用法】敷足心,即下。用于胞衣不下。

【出处】《中医验方》。

十一、死　胎

1 方

【药物】蓖麻子 10 粒。

【制法】剥去皮壳。

【用法】研涂两足心,胎即下。用于死胎不下。

【出处】《寿世保元》。

2 方

【药物】蓖麻子 2 枚,巴豆 1 粒,麝香 0.3 克。

【制法】蓖麻子和巴豆研为细末,加入麝香再研匀。

【用法】贴于足心和肚脐,但勿用之过早。用于死胎不下。

【出处】《集简方》《万病单方大全》。

3 方

【药物】附子 1 个。

【制法】研细末,用醋调糊状。

【用法】敷于母体足心,胎即下。用于胎死不下。

【出处】《中医外治法简编》《女病外治良方妙法》。

4 方(如圣膏)

【药物】蓖麻子 30 克,雄黄 6 克。

【制法】蓖麻子去壳,和雄黄共研细成膏。

【用法】涂于母右足心上,死胎下后即将药速洗去。用于生产数日,死胎不下。

【出处】《世医得效方》。

十二、堕　胎

1方

【药物】生附子适量。

【制法】研为细末,醋调为膏。

【用法】涂于右足心,胎下即去之。用于断产下胎。

【出处】《小品方》《本草纲目》。

2方

【药物】蓖麻子2枚,巴豆1枚,麝香0.3克。

【制法】蓖麻子和巴豆研为细末,加入麝香再研匀。

【用法】贴于足心涌泉穴和肚脐神阙穴,胎下即速去之。用于病欲下胎。

【出处】《集简方》《万病单方大全》。

3方

【药物】附子1个。

【制法】研为细末,用醋调为膏。

【用法】涂于母足心,胎下即去之;此方非万不得已,切勿乱用。用于孕妇有病,其胎已伤不能保者。

【出处】《理瀹骈文》。

十三、产后身痛

1方

【药物】老鹳草20克,伸筋草30克,透骨草30克,食盐适量。

【制法】上药共捣烂,加食盐炒热。

【用法】外敷于足心涌泉穴,以及八髎穴和阿是穴,每日1次。用于产后腰痛及关节痛。

【出处】《中国民间敷药疗法》。

十四、脏　躁

脏躁见于《金匮要略·妇人杂病》:"妇人脏躁,喜悲伤欲哭,像如神灵所作,数欠伸,甘麦大枣汤主之。"本病以喜悲伤欲哭、精神恍惚、心中烦乱、数欠伸等为主症,多因情志抑郁或思虑过度,肝郁化火伤阴,心脾受损所致。

1方

【药物】百合 6 克,远志 12 克,丹参 12 克。

【制法】研细末,用醋调成膏状。

【用法】敷贴于双足心涌泉穴和三阴交穴。用于情志内伤所致的脏燥。

【出处】《中国民间敷药疗法》。

【备注】三阴交穴在内踝上 3 寸。

2方

【药物】吴茱萸 12 克,龙胆草 20 克,土硫磺 6 克,朱砂 0.6 克,明矾 3 克,小蓟根汁 60 克。

【制法】共研细末,调拌凡士林。

【用法】敷贴于期门穴和双足心涌泉穴。用于脏躁。

【出处】《中国民间敷药疗法》。

【备注】期门穴在乳头直下第六肋间隙。

十五、产后腰痛

1方

【药物】乳香 12 克,樟脑 3 克。

【制法】研细末,用凡士林调成膏状。

【用法】敷贴于双足心涌泉穴、脐下关元穴和腰骶部。用于产后淤血腰痛。

【出处】《中国民间敷药疗法》。

【备注】关元穴在脐下 3 寸。

2方

【药物】老贯草 20 克,伸筋草 30 克,透骨草 30 克。

【制法】捣烂,加食盐炒热。

【用法】外敷于足心涌泉穴和腰骶部。用于产后腰痛。

【出处】《中国民间敷药疗法》。

十六、子宫脱垂

1 方

【药物】五味子 12 克,升麻 6 克。

【制法】研细末,用鸡蛋清或姜汁调成膏状。

【用法】敷贴于双足心涌泉穴和脐下 3 寸关元穴。用于子宫脱垂属肾虚者。

【出处】《中国民间敷药疗法》。

十七、不孕症

1 方

【药物】香附 20 克,杜仲 12 克。

【制法】研细末,调拌凡士林。

【用法】敷贴于双足心涌泉穴和腰眼穴。用于肾虚不孕。

【出处】《中国民间敷药疗法》。

【备注】腰眼穴在第三、四腰椎旁开 2～3 寸陷者中。

十八、妊娠恶阻

1 方

【药物】活地龙(蚯蚓)160 克。

【制法】捣烂如泥。

【用法】外敷两足部涌泉穴,然后用纱布固定,每次敷 12 小时,每日 1 次,连用 3 次为 1 疗程,治疗肝胃不和型妊娠恶阻。

【出处】《湖南中医杂志》,1995,(2)。

十九、过期妊娠

1 方

【药物】巴豆 0.5 克,石胡荽、大黄、肉桂各 3 克,樟脑 5 克,麝香少许,乙酚片 5 片。

【制法】上药共研细末,取药粉 5～10 克,面粉适量,酒调成膏状。

【用法】分敷于肚脐及双涌泉穴,外覆麝香追风膏,2 天 1 次,用 3 次;用艾条雀啄灸肚脐 5 ~ 10 天,双涌泉穴各 10 天,1 天 2 次,用 9 天。用于过期妊娠。

【出处】《浙江中医杂志》,1997,28(4):39。

二十、妊娠高血压综合征

1 方

【药物】吴茱萸 10 克。

【制法】研末,加蒜泥适量调匀。

【用法】每晚睡觉前先用温水洗脚,然后将上药敷于双侧涌泉穴,再用伤湿止痛膏外敷固定,每日 1 次,一般 3 次为 1 个疗程。用于妊高征。

【出处】《中医外治杂志》,2002,11(2):15。

二十一、产后乳汁不行

1 方

【药物】吴茱萸 5 克。

【制法】上药研碎,用食醋调成糊状,分成二份分别摊涂于两块纱布上。

【用法】贴敷于双侧涌泉穴,用胶布固定。一般 4 小时后乳汁自通。用于产后乳汁不行。

【出处】《天津中医学院学报》,1997,16(4):22。

二十二、妇科杂症

1 方

【药物】吴茱萸 15 克。

【制法】研为细末,用好醋加热后调成膏状。

【用法】涂于足心,用布扎好,过一夜,足心如觉发热即愈;如尚未见愈,连换数次,再敷一日夜,无不愈矣。用于孕妇口鼻咽喉唇舌诸病。

【出处】《验方新编》《外治寿世方》。

2 方

【药物】吴茱萸 30 克,正官桂 10 克,麦面粉 10 克,淡陈醋适量。

【制法】前2味药研为细末,加入麦面粉和匀,用淡陈醋冲调成2个小药饼。

【用法】晚上临睡时,分敷两足心,外以布带束之就寝,翌晨去掉;如1次未愈,可连敷数剂,喉痛便除。用于妊娠后咽喉肿痛。

【出处】《中草药外治验方选》。

3方

【药物】枯矾适量。

【制法】研细末。

【用法】涂于涌泉穴及指头,则尿利肿消。用于妇人下部水肿或小便不利。

【出处】《近代中医珍本集验方分册·应用验方》。

4方(釜底抽薪散)

【药物】吴茱萸100克,细辛30克,生天南星60克,白附子60克。

【制法】上药研粗末,装瓶备用。

【用法】双侧涌泉穴为主,上肢畏寒者加双劳宫穴(手心),少腹、阴户有见症者加神阙穴(肚脐)。每穴备药10克,用生姜或白酒加温,调药如稀糊状,涂在塑料膜上;选取穴位后,用敷料、胶布固定在穴位上。每晚睡前贴好,翌晨起床时取下。连贴3~5次即可获效,病久者则多贴数次方能痊愈。用于流产后畏寒症。

【出处】《江西中医药》,2002,33(2):61。

第五章　儿科病证

一、小儿感冒

1 方

【药物】生明矾 30 克,米醋适量。

【制法】明矾研为极细末,用醋调成糊状。

【用法】敷于患者的涌泉穴,每日换药 1～2 次,连用 2～3 日。用于小儿感冒。

【出处】《常见病民间传统外治法》。

2 方

【药物】明矾 12 克,烧酒适量,面粉少许。

【制法】将明矾用烧酒浸化后,与面粉和匀,制成饼状。

【用法】贴于患者足心处,每日换药 1～3 次,连用 2～3 天,以愈为度。用于小儿感冒。

【出处】《常见病民间传统外治法》。

3 方

【药物】雄黄 12 克,生南星 15 克,米醋适量。

【制法】前 2 味药研细末,用醋调成糊状。

【用法】敷于脚心涌泉穴,24 小时换药 1 次。用于小儿感冒发热。

【出处】《常见病民间传统外治法》。

4 方

【药物】吴茱萸、明矾各 6 克。

【制法】研细末,用鸡蛋清调匀成糊膏状。

【用法】敷于足心涌泉穴。用于小儿感冒。

【出处】《常见病民间传统外治法》。

5 方（羌苍白矾膏）

【药物】羌活 10 克，苍术 6 克，白矾 6 克。

【制法】上药研为细末，用生姜汁调成膏状。

【用法】敷于患儿双手心劳宫穴和双足心涌泉穴。用于小儿风寒感冒。

【出处】《穴位用药》。

6 方

【药物】香薷 12 克，葎草 60 克，夏枯草 30 克，柴胡 10 克，苏叶 12 克，菊花 30 克，银花 30 克，薄荷 3 克。

【制法】上药捣烂或取汁，调拌鸡蛋清或白酒。

【用法】敷贴于大椎穴和手心、足心。用于小儿风热感冒。

【出处】《中国民间敷药疗法》。

7 方

【药物】白芥子 12 克。

【制法】研细末，用鸡蛋清调成膏状。

【用法】敷贴于双足心。用于小儿感冒。

【出处】《中国民间敷药疗法》。

【备注】白芥子对皮肤刺激性较大，小儿敷之时间不宜太长，以免灼伤皮肤。

8 方

【药物】山栀适量。

【制法】研末，加酒精、面粉调糊。

【用法】敷涌泉穴。用于小儿感冒。

【出处】《中医杂志》，1991，(12)：32。

9 方

【药物】吴萸、山栀适量。

【制法】研末，加酒精、面粉调糊。

【用法】敷涌泉穴。用于小儿感冒。

【出处】《浙江中医杂志》，1992，(12)：541。

二、小儿高热

1 方

【药物】栀子仁、桃仁、杏仁、枣仁各等份。

【制法】烘干，研为细末，加面粉适量，用鸡蛋清调成膏状，制成 2~4 个药饼。

【用法】敷于双足心涌泉穴和双手心劳宫穴,外盖塑料薄膜,绷带包扎固定。用于小儿高热烦渴,气促神昏。

【出处】《中医外治法集要》。

2方

【药物】生栀子、石膏、绿豆各30克。

【制法】烘干,共研为细末,过筛,用鸡蛋清调成膏状,制成药饼5个,备用。

【用法】分别敷于双足心涌泉穴和双手心劳宫穴,以及胸前区剑突下,热退去药。用于小儿壮热烦渴,气促神昏,躁扰不宁。

【出处】《中医外治法集要》。

3方

【药物】吴茱萸10克,白矾3克,面粉6克。

【制法】吴茱萸烘干,和白矾研为细末,过筛,用淡食醋调成稠膏状。

【用法】敷于双足心涌泉穴。用于小儿高热不退,两足厥冷者。

【出处】《中医外治法集要》。

4方

【药物】绿豆适量。

【制法】烘干,研为细末,过筛,用鸡蛋清调成膏状。

【用法】敷于双足心涌泉穴、双手心劳宫穴及剑突下。用于小儿高热。

【出处】《中医外治法集要》。

5方

【药物】生山栀、龙胆草、光桃仁各3克,鸡蛋1个。

【制法】前3味研为细末,用鸡蛋清调成2个小药饼。

【用法】分敷于两足心,纱布固定,令患儿安静仰卧于床上6~8小时,待热度下降、神志清醒时即可去药。用于小儿高热神昏。

【出处】《中草药外治验方选》。

6方

【药物】白芥子10克。

【制法】研末,用鸡蛋清调成糊状。

【用法】敷于足心涌泉穴。用于小儿感冒发热。

【出处】《中国民间疗法》。

7方

【药物】生山栀9克。

【制法】研碎,浸入少量70%的酒精或白酒中30~60分钟,捣烂,加入适量的面粉和匀,做成5个5分硬币大小的面饼。

【用法】临睡前贴敷于患儿的双侧涌泉穴和双侧内关穴,盖以纱布,胶布固定,次晨取下,以局部皮肤呈青蓝色为佳。用于小儿高热。

【疗效】治疗小儿高热60例,经1~3次治疗,全部患儿体温均恢复正常;其中敷药1次退热者28例,2次退热者21例,3次退热者11例,总有效率100%。

【验案】患者,女,2岁,1990年10月7日诊。鼻塞、流涕、咳嗽已3天,昨起,曾服小儿消炎散等药热不退,体温39℃,纳减,便干,尿赤,咽红,扁桃体Ⅱ度肿大,舌质红,苔薄黄,诊为急性扁桃体炎,用上方治疗1次热退,再行清热利咽之品而愈。

【出处】《中医杂志》,1991,(12):736。

8 方(退热散)

【药物】吴茱萸、牛膝、大黄、生山栀各10克,黄连5克。

【制法】研细末,贮瓶内备用。

【用法】取药末适量,用陈醋调成膏状,敷于双足心涌泉穴,12小时换药1次,连用2~3次。用于小儿高热。

【验案】患者,男,8岁,1986年7月2日诊。患儿于4天前开始发热,伴恶寒、鼻塞、纳差,经肌注青霉素、口服小儿新明磺、APC等药物不效,近二日体温持续在39~40℃左右,偶伴抽风。刻诊:体温42℃,肢体蠕动,面颊红赤,皮肤干燥,口渴喜饮,大便秘结,小便短赤,舌质红,苔薄黄,脉滑数,此外感风寒,入里化热之候,即用退热散调敷双涌泉穴,外以纱布固定,用药3小时后,体温降至37.8℃,共用2次,诸症悉除。

【出处】《四川中医》,1991,(10):4。

9 方

【药物】山栀子10克,鸡蛋1个。

【制法】生栀子研末,过60目筛,将鸡蛋打一小孔,用鸡蛋清将栀子粉调成稠糊状,做成药饼1个。

【用法】按男左女右敷于足心涌泉穴,外以绷带包扎固定,敷药8小时左右取下,每日1次,连用3天,如发热兼有抽搐者,加敷内关穴;取下药饼时,局部皮肤呈鸭蛋青色,颜色越深则疗效越佳,热退后,青色自然消失。用于小儿高热。

【验案】患者,男,4岁,1988年3月24日诊。病儿发热3天,服APC后热可暂退,体温波动在38.8~39.8℃,精神萎靡,口渴喜饮,不思纳谷,大便稍干,小便黄少,舌质红,苔薄黄,脉细数。查:咽部充血明显,扁桃体(-),双肺(-),白细胞5.6×10^9/L,中性0.46,淋巴0.54。诊断为上感。用上方外敷2次,发热止,精神佳,饮食正常,二便自调,复查血常规正常。

【出处】《四川中医》,1990,(10):29。

10 方(退热散)

【药物】大黄、山栀、僵蚕各 4 份,牛膝 2 份,细辛 1 份。

【制法】共研细末,用米醋调成糊膏状。

【用法】每用 5~8 克,涂于伤湿止痛膏或塑料布上,敷贴双足涌泉穴,包扎固定,勿使药物外渗,4~6 小时后取下,若不效或体温复升者可连续敷贴。用于小儿高热。

【疗效】治疗 44 例,敷药后 1 小时内体温降至正常者 9 例,2 小时内正常者 27 例,3 小时以上正常者 38 例,无效 2 例,总有效率 97.5%。体温下降后又上升者 18 例。

【验案】患者,女,11 个月。1986 年 3 月 16 日诊。腹泻 20 余天,每日 4~5 次,曾用大量抗生素无效。3 天前又发热,现体温 39.6℃,哭闹不安,不欲乳食,舌面及上腭部满布红疹,舌尖及口唇内有散在白色溃疡面,收入院给予支持疗法,用退热散外敷涌泉穴,1 小时后体温降至 38.6℃,3 小时降至 37℃,并伴有全身微汗出,第 2 天腹泻止,口腔红疹消失,溃疡面缩小,又用药 1 次,住院 3 天,痊愈出院。

【出处】《陕西中医》,1988,(11):503。

11 方(萸栀散)

【药物】吴茱萸、山栀各 20 克。

【制法】研为细末,用醋调成膏状。

【用法】敷于足心涌泉穴,再用纱布包扎固定,每 4 小时换药 1 次,连用 2~3 天。用于小儿发热。

【验案】患者,女,5 岁,1989 年 10 月诊。患儿口腔散在豆粒大溃疡,口唇结痂,不能进食,体温在 38~39℃,曾用抗生素及退热药,效果不佳。用上法外敷 2 次后,体温降至 37.5℃,连用 2 天后体温降至正常,口腔溃疡缩小,能进稀粥,继用 1 天而愈。

患者,男,2 岁,1990 年 7 月诊。患儿持续发热 1 周,体温在 37~38.5℃,咽部红肿,扁桃体Ⅱ°肿大,采用萸栀散外敷涌泉穴,2 次后体温下降至 37℃,改为每日 2 次,4 天后病愈出院。

【出处】《浙江中医杂志》,1992,(12):541。

12 方

【药物】生绿豆 50 克,鸡蛋清 1 个。

【制法】生绿豆研细末,用鸡蛋清调成膏状,做成直径 3~5 厘米,厚 0.5~0.8 厘米的圆形糊饼 2 个,分摊于纱布上。

【用法】敷两脚心涌泉穴,外以绷带包扎,1 天 2 次,每次敷 6~8 小时。用于小儿流感高热、腮腺炎高热及小儿夏季热。

【疗效】治疗 52 例,治愈 41 例,无效 11 例。

【出处】《湖北中医杂志》1988,(6):51;《家庭中药外治疗方》。

13 方

【药物】油胡麻 21 克,松柏叶 14 枚,牙硝 0.3 克,乳香 0.3 克,金箔 1 片,白芥子21粒。

【制法】研为末,制成如弹弓子大小的蜜丸。

【用法】青物裹一丸,如烧香法熏儿双足,微汗差。用于小儿百日内壮热。

【出处】《幼幼新书》。

14方(双连吴萸散)

【药物】连翘100克,黄连80克,吴茱萸100克。

【制法】上药混合碾成细小粉末,每次取6克加少许米醋调成糊状。

【用法】临睡时外敷双侧涌泉穴,并用胶布固定,至早晨起床时取下,每晚一次。用于小儿高热。

【出处】《中医外治杂志》,2002,11(5):31。

15方

【药物】燕子窝泥60克,生石膏100克,葛根20克,雄黄15克,冰片5克,田螺10个,葱白3个,鸭蛋清2个。

【制法】上药共捣为泥状,做成3个饼块,分敷于前额及双涌泉穴,干则更换,一般敷药20分钟开始退热,2小时后体温恢复正常。用于小儿炎性高热抽搐者。

【出处】《湖南中医杂志》,1991,(1):24。

16方

【药物】生栀子、吴茱萸各等份(1~5岁用8克,5~10岁用10克)。

【制法】上药共研细末,用生鸡蛋清调成糊状,分2份摊在布上。

【用法】外敷双足心,用绷带固定,8小时后取下,每日1次。取下药物后足心皮肤呈紫色为正常现象。用于小儿高热。

【出处】《山东中医》,1995,14(4):178。

三、小儿咳喘(急慢性支气管炎)

1方

【药物】生白矾30克,面粉适量。

【制法】生白矾研末,加面粉调成糊。

【用法】敷两足心,包扎1宿。用于小儿痰鸣喘促。

【出处】《儿科证治》;《四川中医》1989,(2):9。

2方

【药物】吴茱萸10克。

【制法】研末,用好醋调成糊膏状。

【用法】敷于双足心涌泉穴,外用棉花包扎48小时后除去。用于婴儿喘鸣。

【疗效】治疗 2~10 个月的婴儿喘鸣 8 例,全部治愈。

【出处】《新中医》,1980,(5):29《小儿疾病外治法》。

3 方

【药物】杏仁、木通、桃仁各 10 克,白胡椒 25 个,炒扁豆 30 克,黑木耳、鸡血藤、柴胡各 6 克,木鳖子 15 克,沉香、巴豆、陈皮、甘草各 3 克。

【制法】研末,混匀,用鸡蛋清或凡士林调成膏状。

【用法】每用 6 克,敷于双足涌泉穴,每日换药 1 次,7 次为 1 疗程。用于小儿慢性支气管炎。

【出处】《四川中医》,1989,(2):9。

4 方

【药物】吴茱萸、胆南星、白芥子、桃仁、巴豆等适量。

【制法】研为细末,用醋调成膏。

【用法】每次用 12 克,外敷于涌泉穴上,每天 1 次。用于小儿咳喘。

【疗效】治疗小儿咳喘 8 例,疗效满意。

【出处】《中医药学报》,1990,(5):34。

5 方(平喘止痉散)

【药物】桃仁 60 克,杏仁 6 克,栀子 18 克,胡椒 3 克,糯米 4.5 克。

【制法】上药为末,用鸡蛋清调成软面团状,分成 4 等份。

【用法】用时分别贴敷于足心涌泉穴及其足背相对应的部位,12 小时去药,每日 1 次。用于小儿支气管哮喘。

【疗效】治疗 12 例,全部完全缓解(症状体征完全消失);其中用药 1 次完全缓解者 6 例,2 次完全缓解者 4 例,3 次完全缓解者 2 例。所有病例随访 3 年以上未见复发。

【验案】患者,男,3 岁。患支气管哮喘 2 年,每次发病均有呼吸困难,双肺听诊有明显哮鸣音,每月发作 1~2 次。经用激素、解痉、抗过敏等药物治疗而缓解。此次发病后,先用中西药物治疗 3 天未见明显好转。用本法治疗 1 次,症状完全消失,继用 1 次,以巩固疗效。随访 3 年未见复发。

【出处】《赤脚医生杂志》,1978,(10):7。

6 方(南星散)

【药物】生南星 30 克,明矾 30 克,面粉 15 克。

【制法】共研细末,用醋调成膏状,做成药饼 2 个。

【用法】略蒸热后贴敷于足心涌泉穴,2 小时后取下。用于小儿痰喘。

【出处】《小儿疾病外治疗法》。

7 方

【药物】苍术、麻黄各 50 克,鸡蛋 1 个。

【制法】加水 500 毫升,以文火煎药煮蛋约 30 分钟,务必以药透入蛋内为度。

【用法】趁热以蛋熨患儿的肺俞穴和双足心涌泉穴,蛋凉再煎,反复 3~5 次。用于小儿喘咳。

【出处】《家庭中药外治疗方》。

8 方(杏夏蒜泥糊)

【药物】光杏仁、半夏各等份,大蒜适量。

【制法】光杏仁和半夏研细末,加入大蒜捣烂如饼状。

【用法】先用温水洗脚后,取蚕豆大药粒敷于双足心涌泉穴,胶布固定,早晚各换药 1 次,3 天为 1 疗程。用于小儿外感咳嗽。

【验案】患者,女,3 岁,1989 年 3 月 23 日诊。患咳嗽咳痰近 1 月,一周来,咳嗽渐加剧,日轻夜重,阵发性痉挛咳嗽有回声,咳时气憋,面红浮肿,目赤鼻衄,舌红苔薄黄。白细胞 $15.3 \times 10^9/L$,淋巴细胞 0.72。诊为百日咳。用上法连用 3 天,痉咳消除。

【出处】《安徽中医学院学报》,1992,(1):45。

【备注】若敷药后局部有灼热感,可提前将药取下,以免引起发泡;若已起泡,不必挑破,外涂龙胆紫即可。本方亦可用于大人外感咳嗽。

9 方

【药物】郁金 12 克,五味子 12 克。

【制法】研细末,凡士林调膏。

【用法】先在穴位上行火罐拔吸或用姜蘸白酒擦皮肤,然后用上药敷贴于双足心涌泉穴和中府穴。用于小儿内伤咳嗽。

【出处】《中国民间敷药疗法》。

【备注】中府穴在胸前壁外上方,距前正中线旁开 6 寸,第一肋间隙。

10 方

【药物】石膏 6 克,枳实 10 克,栝楼 12 克,冰片 3 克。

【制法】研细末,调拌凡士林。

【用法】外敷贴于大椎穴和足心涌泉穴。用于小儿咳嗽。

【出处】《中国民间敷药疗法》。

【备注】大椎穴在第七颈椎棘突下。

11 方

【药物】白矾 30 克,吴茱萸、白芥子、栀子各 20 克,面粉 30 克。

【制法】上药研细末,食醋调做 3 个饼块。

【用法】分别敷于气海(脐下 1.5 寸)及双涌泉穴,连续 2~3 剂。用于小儿痰涎壅盛,不能平卧之咳喘。

【出处】《湖南中医杂志》,1991,(1):24。

12 方(止咳散)

【药物】桃仁 5 克,山栀 5 克,细辛 5~10 克,杏仁 5 克,白芥子 2.5~5 克,大蒜 1 瓣~2 瓣。

【制法】将桃仁、山栀、细辛、杏仁、白芥子研粉,再加入蒜泥、鸡蛋白调成圆形糊状,直径略小于患儿足的横径。

【用法】洗净两足底,涂上食油或石蜡油后敷上药糊,每昼夜贴一次,每次贴 12 小时。治疗小儿上呼吸道感染所致的咳喘。

【出处】《中医外治杂志》,2000,9(5):4。

13 方

【药物】麻黄、葶苈子、胆南星各等份。

【制法】上药为末,用凡士林调和为药膏,涂在纱布上。

【用法】每晚用温水泡脚 15 分钟后,用新鲜生姜揉擦涌泉穴位至皮肤发红,外敷以药膏于涌泉穴处,每日一次,至咳止喘平,停止敷贴,用药 5 天。用于小儿咳喘。

【出处】《中医外治杂志》,1999,8(3):23。

14 方

【药物】吴茱萸 7 份,白芥子 2 份,生半夏 1 份。

【制法】以上药物共研细末,过筛和匀,装瓶密封备用。2 岁以下每次用 4 克,2~5 岁每次用 6 克,5 岁以上每次用 10 克。以陈醋调成饼状,摊在伤湿止痛膏上。

【用法】先清洗患儿足底,将药物贴敷患儿涌泉穴上,轻症只敷一足,男左女右,重症时敷双足。敷后以胶布固定,以防脱落。24 小时后揭去,隔日 1 次。

【出处】《双足与保健》,2003,(3):33。

四、小儿肺炎

1 方

【药物】吴茱萸适量。

【制法】研细末,用醋调成糊膏状。

【用法】每用 3 克,分敷于双足心涌泉穴,用纱布包好,24 小时更换 1 次,连用 3 天。有效者可继续贴敷,直至病情缓解。用于辅佐治疗婴儿肺炎呛奶。

【疗效】治疗 85 例肺炎呛奶患儿,贴药后 1~3 日呛咳、呛奶消失者 64 例,明显减轻者 10 例,无效者 11 例;总有效率 87.6%。

【验案】患儿,男,15 天,以不吃奶,口吐白沫,面色发青 1 天之主诉入院。查体:体温 38℃,呼吸 45 次/分,发育营养一般,精神萎靡不振,点头状呼吸,呼吸急促,面青灰,鼻煽,口吐白沫,三凹征可见。头部无异常,两肺可闻及细小湿罗音,心率 108 次/分;化验:白细胞 22000,中性 70%。按新生儿肺炎治疗,立即给予吸氧、静脉输液、静点激素、红霉素,肌注庆大霉素,并给输血浆 20 毫升,经 3 天治疗缺氧消失,但阵咳,喂奶时呛咳、呛奶、呕吐,发生窒息,呼吸停止 5～6 分钟,面色发青,立即吸出呕吐物和呼吸道痰液,进行人工呼吸,吸氧,肌注可拉明,渐渐恢复自主呼吸。停止吸氧,继续静脉输液抗生素治疗,并用吴茱萸贴足心,用药后第 2 天喂奶时已不呛咳,第 4 天呛咳、呛奶完全消失,患儿一般情况逐渐好转而出院。

【出处】《陕西中医》,1989,(2):78。

2 方

【药物】苍术、麻黄各 50 克,鸡蛋 1 个。

【制法】上药中加入水 500 毫升,以文火煎约 30 分钟。

【用法】趁热以蛋熨肺俞及涌泉,蛋凉则再煎,反复滚熨 3～5 次。用于小儿肺炎,尤其对风寒或痰湿咳喘效佳。

【出处】《穴位用药》。

【备注】鸡蛋不宜太热,以免烫伤小儿皮肤。

3 方

【药物】鲜地龙、吴茱萸、胆南星适量。

【制法】上药捣烂。

【用法】敷涌泉穴。用于小儿肺炎。

【出处】《针刺研究》,1998,(3):170。

五、小儿夜啼

1 方

【药物】吴茱萸末 30 克,面粉适量。

【制法】水调成糊状。

【用法】敷于患儿足心涌泉穴。用于小儿夜啼。

【出处】《穴敷疗法聚方镜》。

2 方

【药物】吴茱萸 30 克,五倍子 15 克,面粉 15 克,朱砂 6 克。

【制法】共研为细末,水调成糊状。

【用法】敷于患儿涌泉穴和肚脐神阙穴。用于小儿夜啼。

【出处】《穴敷疗法聚方镜》。

3方

【药物】朱砂适量。

【制法】磨新汲水。

【用法】涂心窝及两手足心五处,最验。用于小儿夜啼。

【出处】《普济方》《验方新编》。

4方

【药物】吴茱萸适量。

【制法】研为细末,用醋调成膏状。

【用法】敷于涌泉穴。用于小儿夜啼。

【出处】《中医外治法集要》。

5方

【药物】吴茱萸10克,鸡蛋1个。

【制法】吴茱萸研末,用鸡蛋清调做成2个药饼。

【用法】晚间临睡时分敷于两足心,外以布带束之,翌晨去掉。用于小儿夜啼不眠。

【出处】《中草药外治验方选》。

6方

【药物】铅粉、朱砂各等份。

【制法】用鸡蛋清调成糊状。

【用法】敷于两足心。用于小儿夜啼,暴受惊恐者。

【出处】《中草药外治验方选》。

【备注】小儿临睡前,应喝足乳汁;其衣着勿过多或过少,裤带勿系得过紧,盖被亦勿过厚或过薄,并勿使被子蒙住小儿头面,则收效尤佳。

7方

【药物】酸枣仁10克。

【制法】捣烂,搓成药丸。

【用法】临睡前贴敷于两足心,次晨揭去,连敷数次。用于小儿夜啼。

【出处】《农村百事通》,2001,(10):44。

六、小儿夜惊

1方

【药物】生龙骨、绿豆各5克,朱砂2克,鸡蛋1个。

【制法】共研细末,鸡蛋清调匀。

【用法】敷于患儿双足心涌泉穴、肚脐神阙穴和头顶百会穴,24 小时后取下;如果疗效不佳,可再敷 1 次。用于小儿夜惊。

【出处】《穴敷疗法聚方镜》。

七、小儿客忤

小儿客忤是小儿突然受外界异物、巨响或陌生人的惊吓,而出现的以面色发青、口吐涎沫、喘息腹痛、肢体抽搐如惊痫状为主要表现的病证。本病的治疗,重在镇惊安神。

1 方

【药物】豆豉适量。

【制法】加入水拌湿,捣烂为丸如鸡蛋大小。

【用法】先用药丸涂摩患儿的头囟、手足心 5 ~ 6 遍,再涂摩肚脐及心口,上下来回涂擦。用于小儿客忤。

【出处】《千金要方》。

2 方

【药物】肉桂(去粗皮)30 克。

【制法】浓煎去滓。

【用法】用布蘸药汁涂擦患儿双手心、双足心及心口。用于小儿客忤。

【出处】《小儿病证外治法》。

【备注】《小儿病证外治法》言本方摘于《千金要方·卷五上·少小婴孺方上·客忤第四》,但经笔者检查该处并无此方记载。

八、小儿惊风

1 方

【药物】生吴茱萸 2.1 克,白芥子 1 克。

【制法】共研为细末,用醋调成膏状。

【用法】敷于足心涌泉穴。用于小儿惊风。

【出处】《常见病验方研究参考资料》。

2 方

【药物】黄栀子、鸡蛋清、飞罗面、连须葱白各适量。

【制法】共捣数百下。

【用法】敷于手足心、脐下。用于小儿急惊风。

【出处】《验方新编》《常见病验方研究参考资料》。

3方

【药物】栀子、桃仁各3个。

【制法】共为细末,再加麦面30克,烧酒、鸡蛋清调成2个小药饼。

【用法】敷于手足心;病势重者,可用两份。用于小儿急惊风。

【出处】《常见病验方研究参考资料》。

4方

【药物】杏仁、桃仁、糯米、胡椒各7粒,栀子7个。

【制法】共捣烂,用鸡蛋清和面粉调成膏状。

【用法】敷于足心,过1夜,次日脚心发黑为度。用于小儿急惊风。

【出处】《验方新编》《常见病验方研究参考资料》。

5方

【药物】生附子5克,吴茱萸10克,面粉30克,醋适量。

【制法】先用两手擦患者脚心,以发热如火为度,对小儿手法宜轻,然后将上药共研末,调饼蒸热。

【用法】贴敷足心,男左女右,用布包好,小儿药量减半。病人包药后,宜卧床休息,如病重者可将上药1剂,醋煎汤内服。用于惊风。

【出处】《贵州民间方药集》。

6方

【药物】老鸦蒜(晒干)、车前子各等份。

【制法】先以散麻缠住胁下及手心足心,以灯火爆之,再将老鸦蒜、车前子研末,用水调成膏。

【用法】贴敷于手足心,仍以灯火焠手足心及肩膊、眉心、鼻心,即醒也。用于小儿惊风,大叫一声即死者,名老鸦惊。

【出处】《本草纲目》。

7方

【药物】桃树二层皮120克,葱白20个,灯芯3只。

【制法】共捣烂。

【用法】敷两手足心。用于小儿急惊风。

【出处】《常见病验方研究参考资料》。

8方

【药物】甜杏仁6粒,桃仁6粒,黄栀子7粒。

【制法】上药研烂,加烧酒、鸡蛋白、干面,量患儿年岁,做丸如元宵样之大小。

【用法】敷于手足心,布条包扎固定,1日后手足心均呈青蓝色,则病已除。用于急惊风。

【出处】《验方新编》《外治寿世方》。

9 方

【药物】白矾、吴茱萸、白芥子、全蝎各 3 克，附桂紫金膏 1 张。

【制法】前 4 味药共研细末，分成 4 份，将膏药烘热，剪成 4 块，将药末放于膏药中心，再烘微热。

【用法】敷贴患儿手足心，如四肢转温，即可去药。用于慢惊风。

【出处】《中医外治疗法》。

10 方

【药物】代赭石 30 克。

【制法】研末，醋调。

【用法】敷于涌泉穴。用于急惊风。

【出处】《理瀹骈文》《常见病中草药外治疗法》。

11 方

【药物】生栀子、桃仁、杏仁、面粉各等份。

【制法】共研为细末，用鸡蛋清调膏。

【用法】敷于涌泉穴。用于急惊风。

【出处】《常见病中草药外治疗法》。

12 方

【药物】灯芯草适量。

【制法】蘸灯油少许。

【用法】点燃后爆手足心即愈。用于急慢惊风。

【出处】《验方新编》。

13 方

【药物】吴茱萸子 16 克，生姜 31 克。

【制法】将吴茱萸子研为细末，生姜捣烂，一同炒热，摊在纸上，再向药上喷一口白酒。

【用法】敷于双足心涌泉穴处，包扎固定。用于小儿抽搐。

【出处】《中国民间疗法》。

14 方

【药物】铅粉 30 克。

【制法】用醋调成糊状。

【用法】敷双足心涌泉穴，包扎固定，可以镇惊。用于小儿急惊风。

【出处】《中国民间疗法》。

15 方

【药物】黄栀子、葱白(连须)、飞罗面、鸡子清各适量。

【制法】黄栀子研细末,葱白洗净,加入其他药共捣烂如泥,拌匀。

【用法】外敷于患儿脐下及手足心,每日换药 1 次,连用 3～5 日。用于小儿急惊风。

【出处】《常见病民间传统外治法》。

16 方(镇惊外敷方)

【药物】铅粉、鸡蛋清各适量。

【制法】上药共调如泥状。

【用法】敷于患儿双手心劳宫穴和双足心涌泉穴。用于小儿急惊风。

【出处】《穴位用药》。

17 方

【药物】辰砂 6 克。

【制法】捣细末,新汲水调成糊膏状。

【用法】涂敷于患儿的双手心劳宫穴、双足心涌泉穴和心口,即止。用于小儿胎惊,时发如痫。

【出处】《婴童类粹》。

18 方

【药物】薄荷 3 克,牛黄 3 克,羚羊角 3 克,黄连 3 克,白芍 3 克,青蒿 6 克,菖蒲 20 克,防风 12 克,菊花 30 克。

【制法】上药研细末,用凡士林或麻油调成糊膏状。

【用法】外敷于足心、肚脐和囟门。用于小儿慢惊风。

【出处】《中国民间敷药疗法》。

19 方

【药物】胡椒 6 克,地龙 20 克,肉桂 20 克,栀子 12 克。

【制法】捣烂,调拌麻油。

【用法】敷贴于大椎穴和涌泉穴。用于小儿惊风。

【出处】《中国民间敷药疗法》。

20 方

【药物】杏仁 7 粒,桃仁 7 粒,面粉 15 克。

【制法】共打为泥,用好烧酒调匀成膏状。

【用法】贴于足心,男左女右,用绢包好一夜,干则自落,重者再涂 1 次,自可愈也。用于小儿急慢惊风,无论轻重、发热恶寒饱闷等症。

【出处】《近代中医珍本集验方分册·吉人集验方》。

九、小儿呕吐

1方

【药物】明矾 30 克。

【制法】加少许面粉,用醋调成糊状。

【用法】敷于双足心涌泉穴。用于小儿呕吐。

【出处】《中国民间疗法》。

2方

【药物】吴茱萸适量。

【制法】研细末,用醋调成膏状。

【用法】敷于涌泉穴。用于小儿呕吐。

【验案】患者,女,9 个月。患儿感受风寒而引起呕吐,不能进食,呕吐物为清水乳食;查:患儿精神欠佳,呕吐频繁,舌淡,苔薄白,指纹淡。此为虚寒之证,取用吴茱萸末 9 克,醋调外敷足心,次日呕吐停止。

【出处】《中医杂志》,1991,(10):58。

3方

【药物】鲜地龙数条。

【制法】捣烂,和饭做饼。

【用法】敷于两足心,1 日换药 1 次。用于小儿呕吐。

【出处】《小儿疾病外治疗法》。

4方

【药物】蓖麻仁 30 克。

【制法】捣烂成泥状。

【用法】直接敷于两足心涌泉穴,外用纱布包扎,每日换药 1 次。用于小儿呕吐。

【出处】《小儿疾病外治疗法》。

5方

【药物】绿豆 30 克。

【制法】研细末,用鸡蛋清调匀。

【用法】敷于足心涌泉穴,每天换药 1 次。用于小儿呕吐。

【出处】《小儿疾病外治疗法》。

6方

【药物】明矾 12 克,米饭适量。

【制法】明矾研细末,加入米饭捣烂成饼状。

【用法】敷于足心涌泉穴,每日换药 2 次,以呕吐停止为度。用于小儿急性呕吐。

【出处】《常见病民间传统外治疗法》。

7 方

【药物】吴茱萸 6 克,绿豆 9 克。

【制法】共研极细末,用水调成糊状。

【用法】敷于脚心涌泉穴,每日敷药 1~2 次,以呕吐停止为度。用于小儿寒性呕吐。

【出处】《新编偏方秘方汇海》《常见病民间传统外治法》。

8 方

【药物】生地 9 克,米双酒适量。

【制法】将生地浸入米双酒中。

【用法】等待药味浸出时,便用此药酒涂擦于患儿足心处,每日数次,以呕吐停止为度。用于小儿寒性呕吐。

【出处】《常见病民间传统外治法》。

9 方

【药物】吴茱萸 5 克,生大黄 3 克,胆南星 2 克。

【制法】上药共为末,用醋调成糊状。

【用法】敷于足心涌泉穴,用纱布包扎固定,24 小时后取下,再换新药,连用 3~4 天。用于小儿呕吐。

【出处】《古今外治灵验单方全书》。

10 方

【药物】胡椒 1 克,葱白 1 根。

【制法】胡椒研末,与葱白共捣烂,做成 2 丸,樟丹为衣,压成饼状。

【用法】贴敷足心。用于小儿呕吐。

【出处】《新编偏方秘方汇海》。

十、小儿吐乳

1 方

【药物】桂心 90 克。

【制法】水 3 升,煮取 1.5 升。

【用法】分 3 次服;又以浓汁涂于患儿的双手心、双足心和前胸心口。用于小儿吐乳,四肢皆软。

【出处】《普济方》。

2方

【药物】吴茱萸、生姜各9克。

【制法】共捣烂,分为3份,每用1份,纳药于双层纱布中央。

【用法】敷贴双足心涌泉穴并固定,每日换药1次。用于小儿吐乳。

【验案】患儿,女,3个月,1983年4月4日诊。近月来乳后涌吐,每日3~4次,形瘦容黄,喂药亦吐。用上方敷贴2次,嘱乳母定时少量多次给乳,日渐好转。后经随访,生长良好。

【出处】《江西中医药》,1991,(4):39。

十一、小儿泄泻

1方(颠倒苦苍散)

【药物】苦参、苍术各适量(热重者3:1,湿重者1:3)。

【制法】研细末,用米醋调膏。

【用法】敷两足心,外用纱布包扎固定,4~12小时换药1次。用于小儿湿热泄泻。

【出处】《中医杂志》,1990,(4):54。

2方

【药物】绿豆粉适量。

【制法】用鸡蛋清调成糊状。

【用法】敷囟门穴,止泄后将药去掉;如果并发呕吐,可以用同药贴足心。用于小儿泄泻,尿少色赤。

【出处】《中国民间疗法》。

3方

【药物】糯米粉适量。

【制法】用鸡蛋清调成糊状。

【用法】敷于囟门,如并发呕吐,加贴足心。用于小儿泄泻,尿少色赤。

【出处】《中国民间疗法》。

4方

【药物】大蒜适量。

【制法】捣烂成泥。

【用法】敷于涌泉穴,或贴在脐中。用于小儿寒泻。

【出处】《中国民间疗法》。

【备注】大蒜易发泡,不宜久贴。

5 方

【药物】桃仁、杏仁、生栀仁、白胡椒、糯米各 7 粒。

【制法】共研细末,加适量面粉和匀,用鸡蛋清调成糊状。

【用法】敷于足心、手心。用于小儿吐泻转惊风。

【出处】《中国民间疗法》。

6 方

【药物】附子(盐水炒)、肉桂各 9 克。

【制法】研为细末,用醋调成糊状。

【用法】敷于手足心,以四肢转温为度。用于小儿久泻,四肢发凉,颜面发青而嗜睡者。

【出处】《中国民间疗法》。

7 方

【药物】大蒜 12 克,鸡蛋清适量。

【制法】大蒜捣烂,用鸡蛋清调成糊膏状。

【用法】外敷于双足心涌泉穴。用于小儿腹泻。

【出处】《中国常用民间疗法》。

8 方

【药物】胡椒 12 克,艾叶 30 克,透骨草 30 克。

【制法】上药共捣烂,用鸡蛋清调成饼状。

【用法】敷贴于双足心涌泉穴。用于小儿泄泻。

【出处】《中国民间敷药疗法》。

9 方

【药物】吴茱萸 2～3 克。

【制法】上药捣碎,用水浸湿后均匀置于两块纱布上。

【用法】贴敷两足心,以胶布固定,一般 2～3 天后取下。用于小儿泄泻。

【出处】《中医杂志》,1990,(4):246。

10 方

【药物】白胡椒、吴茱萸、苍术、肉桂、丁香(久泻不止者加诃子、罂粟壳、芡实,兼气滞而腹胀者加枳实、木香、砂仁,泄泻重者加芡实,小便少者加车前子)。

【制法】上药按一定比例,研为细末,随证配伍混匀,以姜汁或食醋调糊状。

【用法】取适量填平脐孔(神阙穴所在),上覆消毒纱布,再以伤湿止痛膏固定,同时以湿热毛巾敷双足涌泉穴并按摩 2 分钟后用中药敷涌泉穴以消毒纱布覆盖,伤湿止痛膏固定,每日 1 次,重者可每日 2 次。

【出处】《云南中医学院学报》,2002,25(4):30。

十二、小儿消化不良

1 方

【药物】明矾、陈醋、面粉各适量。

【制法】调成糊状。

【用法】敷于两足心涌泉穴,用纱布包扎固定。用于小儿中毒性消化不良,呕吐泄泻。

【出处】《新编偏方秘方汇海》。

十三、小儿滞颐(小儿流涎症)

1 方

【药物】天南星 1 个。

【制法】为末,用醋调成膏状。

【用法】敷贴在两足心,过夜即安然。用于小儿口内流涎。

【出处】《串雅外编》。

【备注】该法在《本草纲目》等医籍中亦有记载。本方的疗效也得到了今人的证实。如山东莱阳市中医院用本方治疗 60 余例,一般敷药 2~4 次即可痊愈,但因口疮引起的流涎无效;另据莫文丹氏介绍,治疗小儿流涎 12 例,有良效,且对于因口疮引起的口角流涎同样有效,但敷贴时间要相应长些。

2 方

【药物】吴茱萸末适量。

【制法】醋调成膏状。

【用法】敷于足心。用于小儿流涎。

【出处】《中药临床应用》。

【备注】对因口舌生疮所致者有效。

3 方(抽薪散)

【药物】吴茱萸子 30 克,胆南星 10 克。

【制法】研细末,混匀,贮瓶内勿泄气。

【用法】睡前取上药 15 克,用陈米醋调成膏状,敷贴涌泉穴,男左女右,布包固定,12 小时 1 换。用于小儿流涎。

【疗效】治疗 100 多例,均愈,一般敷药 3～4 次即可。

【验案】患儿,男,6 岁。口角流涎已 3 年,曾服用维生素 B$_2$,中药黄芩白芍生甘草汤 10 余剂无效。后用此法治疗 3 次即愈。

【出处】《新中医》,1980,(6):29。

【备注】另据《新编偏方秘方汇海》称,此方治疗小儿口角流涎是一位擅长民间疗法的老中医传授的,长期以来,用于临床效果确实很好。

4 方

【药物】肉桂 10 克。

【制法】研末,用醋调成糊饼状。

【用法】于小儿临睡前,将药料匀摊于两块纱布上,分别敷于双足心涌泉穴,胶布固定,次日早晨取下。用于小儿流涎属脾冷多涎者。

【疗效】治疗 6 例,均愈,一般敷药 3～5 次即可。

【出处】《中医杂志》,1983,(8):78。

5 方

【药物】白附子适量。

【制法】捣烂,用米醋调成饼状。

【用法】临睡前敷于足心涌泉穴,绷带固定,次晨去药。用于流涎。

【出处】《中医儿科学》。

6 方(南黄府醋饼)

【药物】制南星 30 克,生蒲黄 12 克,府醋(保宁醋)适量。

【制法】前 2 味药研细末,用醋调成饼状。

【用法】包于足心涌泉穴,男左女右,12 小时换药 1 次。用于小儿滞颐(流口水)。

【疗效】治疗 163 例,痊愈 118 例,占 89.4%;好转 11 例,占 8.3%;无效 3 例,占 2.3%。

【验案】患者,女,1 岁半,1984 年 10 月 23 日诊。其母代诉:流水已半年,大便常稀,屡治无效。诊时涎液清稀,面白唇淡,舌质淡红,苔白,指纹淡红。嘱用"南黄府醋饼"包右足涌泉穴,4 次痊愈,未再复发。

患者,男,3 岁,1974 年 2 月 3 日诊。其父代诉:1 岁起即流口水已半年,逐渐严重,冬季棉衣前襟常湿透。刻诊:涎液黏稠,两吻糜烂,颐部潮红,面赤,舌质红,指纹紫,用"南黄府醋饼"包左足涌泉穴,3 次即愈,后未再流。

【出处】《四川中医》,1986,(10):13。

7 方

【药物】吴茱萸、益智仁、胆南星各适量。

【制法】研细末,用醋调成膏状。

【用法】敷于双足心涌泉穴。用于小儿流涎。

【疗效】治疗25例,一般5~7天即可痊愈。

【出处】《中医药学报》,1990,(5):33。

【备注】本方对成年人口角流涎也有效。

8 方(抽薪散)

【药物】吴茱萸30克,胆南星20克,胡椒10克。

【制法】研细末,混匀,贮瓶内备用。

【用法】每用15克,以陈醋调成糊膏状,洗脚后敷贴于涌泉穴,外用纱布扎紧,12小时换药1次。用于口角流涎。

【疗效】治疗36例,一般用药3~4次即愈,均获良效。

【验案】患儿,男,5岁,1991年3月16日诊。双侧口角发白,张口疼痛半年。体检:体温37.3℃,两侧口角流口水,发白溃烂,疼痛,张口痛甚,心肺听诊及X线检查正常。诊为口角流涎症。用上法1次见效,3次恢复正常,随访1年未复发。

【出处】《中医研究》,1993,(2):47。

9 方

【药物】吴茱萸、五倍子各10克。

【制法】共研极细末,以老陈醋适量调成饼状。

【用法】每晚临睡前,先将患儿双脚用温水洗净擦干,然后将药饼贴涌泉穴,外以纱布固定,男左女右,每日1次,3次为1疗程。用于小儿流涎。

【出处】《长治医学院学报》,1995,9(1):61。

10 方

【药物】天南星1个,附片10克,吴萸6克。

【制法】上药研细粉,醋调。

【用法】睡前调敷于两足心。用于小儿流涎伴口舌糜烂者。

【出处】《江西中医药》,1997,28(4):83。

十四、小儿积滞

1 方

【药物】紫河车60克,寒食面90克。

【制法】研细末,备用。

【用法】每用一匙许,用水调膏,涂于足心,病左涂左,病右涂右,红帛上缚,大便下尽洗去。用于小儿积癖。

【出处】《幼幼新书》《小儿病证外治法》。

【备注】一用人参,醋调。

2 方

【药物】紫河车草、人参各等份。

【制法】研末,用醋调成饼状。

【用法】贴于足心涌泉穴,病在左贴左足,病在右贴右足,布带包扎固定。用于婴儿乳癖。

【出处】《谭氏殊圣》《古今图书集成·医部全录》。

3 方

【药物】铁苋菜 15 克,生姜 30 克,葱白 30 克。

【制法】将上药共捣烂,加入鸭蛋清拌匀。

【用法】外敷脚底心 1 夜,隔 3 天敷药 1 次,连敷 5 ~ 7 次。用于小儿积滞。

【出处】《小儿疾病外治疗法》。

4 方

【药物】生栀子 9 克,飞面、鸡蛋白各适量。

【制法】生栀子研细末,入飞面拌匀,然后放鸡蛋白和匀做成 3 个饼。

【用法】分别敷于患儿的脐部和双足心,每日换药 1 次,连用 3 ~ 5 日。用于小儿食积、腹胀发热。

【出处】《常见病民间传统外治法》。

十五、小儿疳疾

1 方

【药物】生香附、生半夏各 4.5 克。

【制法】研细末,用鸡蛋白调成膏状。

【用法】敷于足心涌泉穴,左右皆可,布包固定,忌落地。用于小儿疳膨食积。

【出处】《常见病验方研究参考资料》。

2 方

【药物】生栀子 9 克。

【制法】研细末,加飞面少许,鸡蛋白调成 3 个饼。

【用法】分敷于脐部神阙穴和双足心涌泉穴。用于小儿食积,腹胀发热。

【出处】《常见病验方研究参考资料》。

3 方

【药物】鲜野麻全草 15 克,生姜 30 克,小葱 30 克。

【制法】上药共捣烂,加入鸡蛋清调匀成膏状。

【用法】敷于脚心1夜,3天用药1次,连用5~7次。用于小儿疳积。

【出处】《外治疗法》。

4 方

【药物】白矾、陈醋各适量。

【制法】白矾研末,用醋调成糊状。

【用法】敷于涌泉穴固定,每日换药1次。用于疳积。

【出处】《新编中医学概要》。

5 方(消疳散)

【药物】生栀仁30粒,杏仁9克,白胡椒6克,丁香30粒,葱头7个,面粉1匙,鸡蛋(去黄)1个。

【制法】研为细末,用高粱酒烧、鸡蛋和匀,荷叶为托。

【用法】贴敷于两足心,小儿较大者,酌增剂量。忌生冷、油腻、鱼腥。用于疳积。

【出处】《中药贴敷疗法》。

6 方(三菜泥)

【药物】铁苋菜、葱、姜各15克。

【制法】共捣烂成泥状,加入鸭蛋清拌匀。

【用法】贴敷双脚心涌泉穴1夜,隔3天敷药1次。用于小儿疳疾。

【出处】《小儿疾病外治疗法》。

7 方

【药物】鲜疳积草15克,生姜30克,葱30克。

【制法】共捣烂成泥状。

【用法】敷于足心涌泉穴1夜,隔3天敷药1次,5~7次为1疗程。用于小儿疳疾。

【出处】《小儿疾病外治疗法》。

8 方

【药物】鲜铁苋菜1把,生姜30克,葱白30克,鸭蛋白1个。

【制法】上药共捣烂,加入鸭蛋白搅匀。

【用法】外敷于足心,3天换药1次,一般5~7次即愈。用于小儿疳疾。

【出处】《内病外治精要》。

9 方

【药物】杏仁130克,栀子、吴茱萸、丁香各6克,胡椒3克,木通9克,升麻6克,艾叶10克,葱白3根,面粉30克,鸡蛋清1个。

【制法】前8味药共研细末,加入后3味药捣匀,加米泔水调糊。

【用法】敷于足心涌泉穴,用纱布包扎固定,24 小时后去之,一般隔日敷药 1 次。用于小儿疳症。

【出处】《内病外治精要》。

10 方

【药物】桃仁、栀子等量。

【制法】研末,取适量用蛋清调和。

【用法】敷双侧涌泉穴 24 小时,一般只敷 1 次,病情严重者半月后重复 1 次。用于小儿疳疾。

【出处】《现代康复》,1998,2(7):762。

11 方

【药物】杏仁、桃仁、艾叶各 15 克,公丁或母丁 12 克,栀子、吴茱萸、木通、川芎、升麻各 6 克,白胡椒 3 克,葱白 3 根,面粉 20 克(夏季热加鲜荷叶半张、白酒 50 克、鸡蛋清 1 个)。

【制法】上药研细末,用米泔水调成糊状。

【用法】敷贴双涌泉,24 小时后去掉药物,足心局部呈青紫色为好,连续 1 ~ 2 次。用于小儿疳疾。

【出处】《中医外治杂志》,1994,(4):38。

12 方

【药物】吴茱萸 3 克。

【制法】上药研为细末,用食醋调成糊状,分成 2 份分别摊涂于两块纱布上。

【用法】贴敷于双侧涌泉穴,用胶布固定。每天 1 次,10 次为 1 个疗程。用于小儿疳疾。

【出处】《上海针灸杂志》,1998,17(1):14。

十六、小儿厌食症

1 方

【药物】白矾、陈醋各适量。

【制法】白矾研细末,用陈醋调成膏状。

【用法】敷于患儿两足心涌泉穴上,每天换药 1 次,敷至病愈为止。用于小儿虚寒型厌食。

【出处】《中医外治法奇方妙药》。

十七、小儿囟肿、解颅（脑积水）

1 方

【药物】黄柏适量。

【制法】研末，水调成糊膏状。

【用法】贴两足心即愈。用于小儿囟肿，生下即肿者。

【出处】《普济方》《验方新编》《外治寿世方》。

【备注】本方在许多医籍中均有记载。如《幼幼新书》："秘要方：儿生一月内或囟门肿，乃胎热，用黄柏膏涂涌泉穴。如陷，用半夏涂手心，此乃婴儿肾受冷气，邪干于心，故令病生。黄连、半夏皆为末，冷水调贴。"

2 方

【药物】茵陈、车前子、百合各 15 克。

【制法】为末，用黑牛乳汁调成糊膏状。

【用法】涂敷于足心及头缝开处，用绸包裹，2 日 1 换。用于小儿囟肿，头缝不合。

【出处】《验方新编》。

【备注】据莫文丹介绍，用本方治疗"流脑"所致的囟门肿大患儿多例，确有疗效。

3 方

【药物】生南星、生大黄各等份。

【制法】为末，用醋调成糊膏状。

【用法】敷于两足心即愈。用于小儿囟肿。

【出处】《中医外治法》《穴敷疗法聚方镜》。

4 方

【药物】胡黄连 3 克。

【制法】为末，用人乳调膏。

【用法】敷于足心，男左女右，神效。用于小儿囟肿。

【出处】《穴敷疗法聚方镜》。

5 方

【药物】半夏适量。

【制法】研末，用酒调成膏状。

【用法】敷于两足心。用于解颅。

【出处】《中医外治法》。

6方

【药物】川黄柏15克,生山栀9克,白芨3克。

【制法】共研细末,用清水适量调成药饼两个。

【用法】分敷两足心,外以纱布带束之。用于小儿高热、囟门肿起。

【疗效】通常敷后4小时,高热即可逐渐下降,囟门亦逐渐低落,待敷药达12小时,囟门平复如常时,方可去药。

【出处】《中草药外治验方选》。

7方

【药物】吴茱萸、附子各等份。

【制法】共研为细末,用醋调成糊状。

【用法】敷于涌泉穴。用于解颅(脑积水)。

【出处】《中国民间疗法》。

十八、小儿囟陷

1方

【药物】生半夏适量。

【制法】研为细末,水调成糊状。

【用法】分别涂敷于囟门及涌泉穴,固定,1日换药1次。用于新生儿囟部凹陷不起。

【出处】《穴位贴药疗法》。

【备注】《救急方》载:小儿囟陷"水调半夏末,涂足心,妙"。《本草纲目》也有类似记载。

十九、小儿脐风(新生儿破伤风)

1方

【药物】生香附、生半夏各等份,鸡蛋清适量。

【制法】先将生香附、生半夏研为细末,加入鸡蛋清调成饼状。

【用法】贴足心,1日1次,10次为1疗程。用于小儿脐风。

【出处】《中医外治法简编》。

2方(白附子散)

【药物】白附子10克,鸡蛋清1个。

【制法】白附子研细末,用鸡蛋清调成膏状。

【用法】敷于手足掌心,纱布包扎固定,每日换药1次。用于小儿脐风。

【出处】《中国民间敷药疗法》《小儿疾病外治疗法》。

3 方

【药物】麝香0.3克,防风12克,僵蚕12克,雄黄3克,艾绒60克,龙骨12克。

【制法】上药除麝香外,余药共研细末,加入麝香再研匀,用麻油或鸡蛋清调成膏。

【用法】外敷于脐部和足心涌泉穴,然后温灸。用于小儿脐风。

【出处】《中国民间敷药疗法》。

二十、小儿赤眼(急性结膜炎)

1 方

【药物】黄连适量。

【制法】研末,水调成糊膏状。

【用法】敷足心。用于小儿赤眼。

【出处】《山西省中医验方秘方汇编》《中医外治法》。

【备注】本方在《普济方》中有记载:"治小儿赤眼,用黄连研为末,调涂脚底心,其赤自退。"

2 方(桃杏栀子方)

【药物】桃仁、杏仁(带皮尖)、栀子仁各7个。

【制法】共捣成末,加入鸡蛋清1个、面粉1撮、烧酒半小盅,和成糊状。

【用法】外敷于涌泉穴。用于小儿急性结膜炎。

【出处】《四川中医》,1990,(6)。

3 方

【药物】生地适量。

【制法】捣烂。

【用法】贴两足心。用于小儿火眼尤验。

【出处】《验方新编》。

4 方

【药物】胡黄连适量。

【制法】研细末,用茶水调成糊膏状。

【用法】涂敷于患儿足心涌泉穴。用于小儿赤目。

【出处】《新编偏方秘方汇海》。

5 方(治小儿胎毒瞎眼方)

【药物】生南星、生大黄各等份。

【制法】研细末,用醋调成糊膏状。

【用法】涂搽小儿两足心,效。用于新生小儿两目红赤肿烂不开。

【出处】《近代中医珍本集验方分册·金不换良方》。

6方(拔毒膏)

【药物】熟地黄30克。

【制法】以新汲水浸透,捣烂。

【用法】贴脚心,布裹住,有效。用于婴儿患眼肿痛。

【出处】《万病回春》。

7方

【药物】生南星、生半夏各等份。

【制法】研末,用醋调成膏状。

【用法】涂敷于两足心即愈。用于小儿初生,眼目红赤肿烂。

【出处】《验方新编》《外治寿世方》。

8方

【药物】胡黄连3克。

【制法】研末,用人乳调成膏状。

【用法】敷于足心,男左女右,神效。用于小儿初生,眼目红赤肿烂。

【出处】《验方新编》《外治寿世方》。

9方

【药物】生栀子5克,黄连4克,牛膝3克。

【制法】共研细末,温水调。

【用法】敷于右足心,1日1次,连续3次。用于小儿暴发赤眼。

【出处】《黑龙江中医药》,1991,(1):51。

二十一、小儿先天性喉喘鸣(吸门闭合不良)

吸门闭合不良,又称先天性喉喘鸣,多见于婴幼儿。临床表现为喉中喘鸣,喘息时出现三凹征,并伴形体消瘦,营养不良等。

1方

【药物】吴茱萸1~2克。

【制法】研细末,用凉开水调成稠糊状。

【用法】外敷涌泉穴,晚敷晨揭,每日1次,6次为1疗程。用于小儿会厌软骨闭合不良。

【疗效】治疗 69 例,均获痊愈,其中 1 疗程治愈 49 例;2~3 疗程治愈 20 例;有效率 100%。

【验案】患儿,男,10 个月,1987 年 9 月 7 日诊。患儿出生后即出现喘息,并出现三凹征,经直接喉镜检查,确诊为先天性喉喘鸣,经用钙剂、鱼肝油等治疗多日无效而来我处,采用上方治疗,1 个疗程即愈,随访 3 年未复发。

【出处】《河北中医》,1990,(1):14;《浙江中医杂志》,1990,(7):307。

二十二、小儿口疮、鹅口疮

1 方(釜底抽薪散)

【药物】吴茱萸 15 克,生大黄、胡黄连各 6 克,生胆星 3 克。

【制法】共为细末,混匀,贮瓶备用。

【用法】每次取 3~5 克,用陈醋适量烧开,放入散剂,调匀成糊状,敷于双足涌泉穴,以塑料薄膜、干净纱布覆盖,胶布固定,1 日 1 换,3 次为 1 疗程。用于小儿口疮。同时用鸡蛋黄油每日涂溃疡面 3~4 次。

【验案】患儿,男,2 岁半。曾患口腔炎多次,此次口疮已 3 天,口唇、舌面、颊黏膜多处溃疡面,低热,夜间热甚,大便干,舌质红,苔薄黄。证属脾胃积热,即用上法治疗,并用开塞露通便,3 日后复诊,患儿口腔黏膜仍有一溃疡面未愈,继用 2 次,溃疡愈合。

【出处】《四川中医》,1992,(7):41。

2 方

【药物】吴茱萸 15 克。

【制法】研细末,醋调成糊膏状。

【用法】敷于足心涌泉穴。用于小儿口疮。

【出处】《四川中医》,1990,(6)。

【备注】用吴茱萸贴足心治疗小儿口疮和鹅口疮,古代医籍多有记载,现代临床也常用,确有疗效。如《婴童百问》:"吴茱萸散:治初生儿吃乳后,口内即生白屑,烦躁。吴茱萸不拘多少,上为末,米醋调敷儿脚心内,退即去之。"至于其获效机理,元危亦林《世医得效方》曰:"(小儿口疮)贴药吴茱萸末,醋调贴两脚心,移时即愈。药性虽热,能引热就下,至良。"《本草纲目》和《活幼口议》等也有类似论述。

3 方(桃杏栀子方)

【药物】桃仁、杏仁、栀子各 7 个。

【制法】共捣成末,加入鸡蛋清 1 个、面粉少许、烧酒半小盅,调匀成糊膏状。

【用法】外敷涌泉穴,晚敷晨揭。用于小儿口疮。

【出处】《四川中医》,1990,(6)。

4 方

【药物】附子片 10 克,吴茱萸 6 克。

【制法】研细末,用醋调成膏状。

【用法】外敷涌泉穴。用于小儿口舌糜烂。

【验案】患儿,男,3 岁,1988 年 6 月诊。口舌糜烂、口臭、涎稠 1 月余,曾服西药无效,经用上方外治,同时口服导赤散加减,7 日愈。

【出处】《四川中医》,1990,(6):25。

5 方

【药物】吴茱萸 10 克,黄连 20 克。

【制法】研细末,用醋调成糊状。

【用法】外敷于足心涌泉穴。用于小儿口疮属心脾积热者。

【出处】《四川中医》,1989,(2):9。

6 方

【药物】吴茱萸 12 克,白醋适量。

【制法】吴茱萸研细末,用白醋调成膏状。

【用法】敷于双侧涌泉穴,每日换药 1 次。用于小儿鹅口疮。

【出处】《小儿疾病外治疗法》。

7 方

【药物】吴茱萸、细辛各 10 克,上肉桂 2 克,白醋适量。

【制法】前 3 味药研细末,用白醋调为膏状。

【用法】取蚕豆大小 2 粒敷于双侧涌泉穴,覆盖纱布,胶布固定,每日换药 1 次。用于小儿鹅口疮。

【出处】《小儿疾病外治疗法》。

8 方

【药物】吴茱萸 18 克,肉桂 12 克。

【制法】研末,醋调捏成小饼状。

【用法】敷于双侧涌泉穴,用绷带固定,每天 1 次。用于小儿口腔炎。

【疗效】治疗小儿口腔炎 70 例,有效率 100%,多数 1~3 次治愈,最长不超过 1 周。

【出处】《江苏医药》,1976,(5):11。

9 方(三子膏)

【药物】莱菔子、白芥子、地肤子各 10 克。

【制法】上药用砂锅文火炒至微黄,共研为细末;将米醋煮沸后,冷却至温热,与药末共调成膏状,把药膏涂于 2 厘米见方的纱布或白布上,膏厚约 2 厘米。

【用法】贴于患儿双足心涌泉穴,胶布固定,每日 1 换。用于小儿口疮。

【疗效】治疗小儿口疮 43 例,其中 38 例敷药 3～5 次即愈。

【出处】《新编偏方秘方汇海》《穴位用药》。

10 方(独圣散)

【药物】南星适量。

【制法】研细末,用醋调成膏状。

【用法】敷于患儿双足心涌泉穴。用于小儿心有客热口生疮。

【出处】《婴童百问》《活幼心书》。

【备注】《小儿药证真诀·附阎氏小儿方论》曰:"治口疮,大天南星去皮,只取中心如龙眼大,为细末,用醋调,涂脚心。"《金不换良方》曰:"小儿满口生疮,是心有客热,以天南星贴脚心即愈。"

11 方

【药物】白芨适量。

【制法】研细末,用乳汁调成膏状。

【用法】涂于患儿足心涌泉穴。用于小儿鹅口疮。

【出处】《保婴易知录》。

12 方(神验散)

【药物】寒食面 15 克,硝石 21 克。

【制法】上 2 味,同研,用新汲水调成膏状。

【用法】临睡前敷于患儿脚心,包扎固定,男左女右。用于小儿口疮烂臭。

【出处】《圣济总录》。

13 方

【药物】白矾适量。

【制法】煎汤。

【用法】浸足心。用于小儿口疮不食。

【出处】《丹溪手镜》。

14 方

【药物】柴胡、吴茱萸各等份。

【制法】研为细末,每用 3 克,用好醋调成膏状。

【用法】涂敷于足心,男左女右。用于小儿口疮。

【出处】《普济方》。

【备注】亦治大人口疮。

15 方

【药物】乌头尖 7 个,天南星 1 个。

【制法】上药研为细末,用生姜汁调成膏状。

【用法】于男左女右脚心内涂之,2～3 次即愈。用于哺乳期小儿口疮。

【出处】《普济方》。

16 方

【药物】吴茱萸(去浮者炒)、地龙(去土炒)各等份。

【制法】研为细末,加入生面少许,用米醋调成膏状。

【用法】涂敷于足心涌泉穴。用于小儿口疮。

【出处】《普济方》。

【备注】亦治老人及虚人口疮。

17 方

【药物】密陀僧适量。

【制法】研极细末,用酸醋调成膏状。

【用法】涂于两足心,瘥即洗去,同时宜用绵帛蘸生薄荷水拭口内,妙。用于小儿口疮,不能吮乳。

【出处】《普济方》。

18 方

【药物】天南星、密陀僧各等份。

【制法】研细末,用醋调成膏状。

【用法】涂敷于双脚心涌泉穴。用于小儿口疮,不能吮乳者。

【出处】《普济方》。

19 方

【药物】蕊仁(去油)、朱砂各 1.5 克,冰片 0.3 克。

【制法】共为细末,加入熟枣 3 枚(去核)捣烂成泥膏状,摊于乌青布上。

【用法】贴脚心 24 小时。用于小儿红白口疮。

【出处】《大小诸证方论》。

20 方

【药物】白矾 30 克,鸡蛋 1 个。

【制法】白矾研细末,鸡蛋去壳打碎,放于醋中。

【用法】涂儿足底,20 日愈。用于小儿舌疮,饮乳不得。

【出处】《近代中医珍本集验方分册·观心书屋经验良方》。

21 方

【药物】黄连 6 克,肉桂 2 克,酵头 1 撮。

【制法】将黄连、肉桂研细末,和湿酵头温和均匀。

【用法】敷于双足心涌泉穴,每2天换药1次。用于小儿鹅口疮。

【出处】《常见病中医自疗便方》。

22 方(蓖麻散)

【药物】蓖麻子30克,吴萸30克,大黄6克,制南星6克。

【制法】共研细末,用鸡蛋清调成糊状。

【用法】每剂药分5次用。每晚睡前用上述药糊贴于涌泉穴,纱布覆盖固定。次日晨取去,每5次为1个疗程。用于小儿鹅口疮。

【出处】《中国民间疗法》,2001,(6):33。

23 方(桂黄萸散)

【药物】肉桂12克,大黄18克,吴茱萸35克。

【制法】烘干研磨成粉,平均分成6份,分袋包装备用。

【用法】先洗净双足擦干,取一份桂黄萸散用白醋调成2个饼,分别敷贴于双足心涌泉穴,用塑料袋包裹,可穿上袜子。每晚睡前敷,次晨起床后取下,连用3次为1疗程。未痊愈者可重复1疗程。用于治疗小儿溃疡性口腔炎。

【出处】《四川中医》,2002,20(7):60。

24 方

【药物】吴茱萸、川牛膝各6克。

【制法】用陈醋将上药浸润、捣黏,摊敷布上。

【用法】贴于患儿涌泉穴,只贴一侧,男左女右,24小时后取下。用于小儿口疮、鹅口疮。

【出处】《菏泽医专学报》,1994,6(2):104。

25 方

【药物】细辛2份,白芥子1份。

【制法】将上药研末,加食醋调成糊状,装棕色玻璃瓶备用。

【用法】贴于患儿双足涌泉穴,外用胶布固定,12小时取下。必要时隔日重复1次。用于小儿口疮。

【出处】《针刺研究》,1998,(3):221。

26 方

【药物】吴茱萸、胆星、大黄按4:1:2配方。

【制法】研末备用。

【用法】待患儿睡熟后,以陈醋调敷两足心,12小时后去之,可根据病情次晚再用1次。用于小儿口疮。

【出处】《广西中医药》,1992,15(增刊)。

27 方

【药物】吴茱萸 10 克,生大黄 6 克。

【制法】共研细面,米醋调成糊状。

【用法】每晚临睡前贴敷双侧涌泉穴,外用伤湿止痛膏固定,以免污染衣被,翌晨去掉。用于小儿口疮。

【出处】《国医论坛》,1994,(3):40。

28 方

【药物】川黄连 12 克,吴茱萸 9 克,干姜 6 克,赤芍 9 克。

【制法】共研细末,陈醋调糊状,摊白布上。

【用法】先将患儿足心搓热,敷贴上药,外用布包,睡前敷,晨起去掉。用于小儿口疮。

【出处】《中医外治杂志》,1999,8(2):5。

二十三、小儿遗尿

1 方

【药物】牡蛎 12 克,金樱子 30 克。

【制法】研细末,用凡士林或姜汁调成膏状。

【用法】敷贴于腰眼穴和双足心涌泉穴。用于小儿肾虚遗尿。

【出处】《中国民间敷药疗法》。

2 方

【药物】白芍 10 克,白术 12 克,白芨 10 克,白矾 3 克。

【制法】研细末,用葱汁调成糊膏状。

【用法】外敷贴于双足心涌泉穴和脐下 3 寸关元穴。用于小儿遗尿。

【出处】《中国民间敷药疗法》。

3 方

【药物】附子、白术、吴茱萸各等份。

【制法】碾碎成细末,过 100 目筛,装瓶备用。

【用法】每晚先取鲜姜捣汁少许,取上药末两汤勺,用生姜汁拌匀,搓成一元硬币大小的药饼 3 个,分别敷于小儿双足涌泉(足心)、神阙(肚脐眼)3 处,外用塑料纸覆盖,用胶布固定,第二天早起时取下,用温水洗净穴位处,到晚上继续上述方法。个别患者出现红肿瘙痒及水泡者,可将姜汁改为麻油或米糊等调敷,也可改为 4 天外敷 1 次,1 周为 1 疗程。嘱家长每天按揉百会穴(头顶最高点),时间不限,避免患儿睡前过多饮水、奶、果汁等饮料,并定时叫醒患儿排尿以养成良好的排尿习惯。用于小儿遗尿。

【出处】《中医外治杂志》,2004,13(3):11。

二十四、小儿水肿

1 方

【药物】吴茱萸适量。

【制法】研细末,用醋调成膏状。

【用法】敷于涌泉穴,1 日 1 换。用于小儿水肿。

【出处】《实用针灸学》;《四川中医》,1989,(2):10。

二十五、小儿疝气

1 方

【药物】白胡椒 3 克。

【制法】研末,备用。

【用法】上药分为 2 份,分贴于肚脐部和脚心,上盖棉花,胶布固定,每半月换贴 1 次。用于小儿疝气(主要用于 3~12 个月婴幼儿)。

【出处】《中医医论医方医案选》。

【备注】另据《家庭秘方和验方》:"此方对于治疗小儿疝气确有奇效,一般 3~5 次可愈。如胶布处起泡,可换绷带包扎固定。"

2 方(疝气散)

【药物】生川乌、白椒、荞面各 20 克。

【制法】前两味研极细末,与荞面混匀,加适量白酒调成硬膏状。

【用法】贴敷涌泉穴(双),外用伤湿止痛膏固定,每日贴敷 1 次,早晚用热水袋在其膏药上热敷 1 次,每次约 30 分钟,热水袋温度以舒适为宜,以防烫伤。治疗 1 周为 1 疗程。用于小儿疝气。

【出处】《浙江中医杂志》,1998,(9):412。

二十六、初生儿不吮乳

1 方

【药物】生地 6 克。

【制法】酒浸,捣烂。

【用法】涂敷于足心。用于初生儿不吸乳。

【出处】《常见病验方研究参考资料》。

二十七、小儿五迟症

五迟,即立迟、行迟、发迟、齿迟、语迟。多因先天禀赋不足,肝肾亏损;或后天失养,气血虚弱所致。

1 方

【药物】半夏 12 克。

【制法】研细末,用白开水调成糊状。

【用法】敷贴于双足心涌泉穴。用于小儿五迟症。

【出处】《中国民间敷药疗法》。

二十八、婴儿湿疹

1 方

【药物】生地、大黄各 20 克。

【制法】研细末,加入白酒适量捣烂。

【用法】敷于患儿两足心 1 昼夜,每日 1 次。用于婴儿湿疹。

【出处】《新编偏方秘方汇海》。

二十九、小儿急性扁桃腺炎

1 方

【药物】生大黄 20 克。

【制法】用炉火将泥瓦块烧红,将生大黄放在瓦上焙干,研细末装瓶备用。

【用法】每次取 1/3 或 1/4,用食醋调为糊状,外敷足心(男左女右),包扎 8 小时便可,每日 1 次,连续用药 3～4 次即可治愈。用于小儿急性扁桃腺炎。

【出处】《开卷有益——求医问药》,1994,(1):18。

2 方

【药物】土茯苓 20 克。

【制法】研为细末,米醋调为糊状。

【用法】涂敷于患儿两足涌泉穴,外贴一层塑料布,然后以绷带包扎,睡前敷药,次日晨起取下,一般 1～3 次即可见效。用于小儿急性扁桃腺炎。

【出处】《中国民间疗法》,2000,8(5):19。

三十、小儿便秘

1 方(泻热散)

【药物】黄芩、黄连、黄柏、山栀各 15 克,甘草 3 克。

【制法】将上药烘干,研成粉末状,用少许新鲜鸡蛋清混合在药粉中,使其成糊状。

【用法】在患儿临睡前将调制好的药敷在患儿双脚涌泉穴,直径为 4 厘米大小,并用棉纸覆盖,再用胶布固定,至第二天清晨取下,每晚 1 次,连续 5 天为 1 个疗程。用于小儿大便干结。

【出处】《陕西中医》,2002,23(1):54。

2 方

【药物】大黄适量。

【制法】研细粉,睡前用温水调敷右足心,次晨取下,1 次即效。用于小儿便秘。

【出处】《江西中医药》,1997,28(4):38。

3 方

【药物】黄连 5 克。

【制法】研细粉,用温水调成糊状。

【用法】睡前贴于右足涌泉穴,晨起取下,一次即效。用于小儿便秘。

【出处】《黑龙江中医药》,1991,(1)。

三十一、小儿科杂症

1 方

【药物】水粉 30 克,酿酒小曲 10 余枚。

【制法】将水粉用鸡蛋清调匀,略稀,涂儿胃口及手心,复以酿酒小曲研烂,热酒和做两饼。

【用法】贴两足心,用布包扎固定,少顷其热散于四肢,心内清凉,不复啼扰。用于小儿实热之证及麻证毒甚热甚者,其候面赤口渴,五心烦热,啼哭焦扰,身热如火,上气喘急,扬手掷足,一时药不能及者。

【出处】《验方新编》。

2 方

【药物】绿豆粉适量。

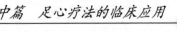

【制法】用鸡蛋清调成膏状。

【用法】贴敷足心。用于小儿实热之证及麻证毒甚热甚者。

【出处】《验方新编》。

3 方

【药物】吴茱萸 12 克。

【制法】研末,用醋调成膏状。

【用法】敷于两足心涌泉穴,日换数次,过一夜即愈,此法最妙。用于小儿初生,面红啼哭不止。

【出处】《验方新编》。

4 方

【药物】生南星、生大黄各等份。

【制法】研末,醋调成膏状。

【用法】敷于两足心,外用纱布包好,1 日 2 次。用于胎毒证。

【出处】《广西赤脚医生》,1977,(6)。

5 方

【药物】川黄柏、生大黄、鲜生地各 3 克。

【制法】用陈酒浸透,同打烂成膏状。

【用法】包两侧脚心,如干时,可交换包敷,至愈为度。用于新生儿口颊肿硬方。

【出处】《中医秘方选编》。

6 方

【药物】生香附、生半夏各 6 克。

【制法】研末,用鸡蛋白调成饼。

【用法】贴两足心,24 小时即可痊愈。此林屋山人引热下行经验方也。用于初生小儿或两腮肿胀,或口舌生疮,或生马牙,或重舌、木舌、蛇舌、吐舌及口不开不食乳等证。

【出处】《验方新编》《外治寿世方》。

7 方

【药物】吴茱萸 12 克。

【制法】研末,用醋调成膏状。

【用法】敷于两足心。用于小儿或两腮肿胀,或口舌生疮,或重舌、木舌、蛇舌、吐舌及口不开、不食乳等证。

【出处】《验方新编》《外治寿世方》。

【备注】本方在《活幼心议》一书中名“木舌金丝膏”。

8 方

【药物】黄柏适量。

【制法】研末,水调成糊膏状。

【用法】贴足心,效。用于小儿生下腮肿。

【出处】《外治寿世方》。

9 方

【药物】紫河车、寒食面各适量。

【制法】研末,用水调成糊膏状。

【用法】涂足心,良久,其病从大便中去矣。用于小儿奶脾。

【出处】《药治通义》。

10 方

【药物】生香附、生半夏各等份,鸡蛋白1个。

【制法】前2味研末,用鸡蛋白调膏。

【用法】贴足心。用于小儿口病。

【出处】《理瀹骈文》。

11 方

【药物】黄柏9克,生地12克,黄酒适量。

【制法】同捣烂成饼。

【用法】涂于患儿两脚底涌泉穴。用于婴儿螳螂子,两腮内肿硬生块,妨碍吸乳。

【出处】《常见病验方研究参考资料》。

12 方

【药物】生半夏、生香附各等份。

【制法】研末,用鸡蛋清调膏。

【用法】敷于足心涌泉穴。用于小儿螳螂子。

【出处】《广西中医药》,1983,(3)。

13 方

【药物】生地12克,樟脑2克。

【制法】共捣烂。

【用法】敷于两足心,纱布包好,24小时换药1次,一般3次即可告愈。用于螳螂子。

【出处】《广西中医药》,1983,(3)。

14 方

【药物】生香附、生南星、生半夏各15克。

【制法】研细末,用醋调成饼。

【用法】敷于涌泉穴。用于螳螂子。

【验案】患儿,男,1岁。1旬以来,吮乳困难,烦躁啼哭,目眵羞明,形瘦神疲,肌肤枯热,手心尤甚,大便稀溏,小便黄;口腔双侧颊部有如半片蒜瓣样白色物体附着,此名螳螂子,或称肉老鼠,由痰热蕴结肝脾二经所致。用上法敷药2次后,诸症逐渐消失而愈。

【出处】《浙江中医杂志》,1986,(12):562。

15 方

【药物】生地12克,吴茱萸1.5克,蓖麻子仁7粒。

【制法】共捣如泥状。

【用法】敷于足心涌泉穴。用于螳螂子。

【出处】《中医外治法》《实用儿科外治手册》。

16 方

【药物】煨姜适量,麻油少许。

【制法】煨姜捣烂取汁,加入麻油混匀。

【用法】涂手足心并搓揉之。用于小儿四肢不温。

【出处】《中医外治法类编》。

【备注】亦治老人伤冷、停食不化、胃痉挛等证。

17 方(清泉散)

【药物】黄连、栀子、吴萸、桂心各等份。

【制法】研末,醋调成药饼。

【用法】睡前贴于双侧足心涌泉穴(每侧约取10克药粉),绷带包扎,晨起取下,3天为1个疗程。用于小儿舌系带溃疡(多伴见于百日咳)。

【出处】《江西中医药》,1986,27(3):51。

18 方

【药物】吴茱萸适量。

【制法】每次3克,食醋或温开水调成糊状。

【用法】均匀分贴于两足心,24小时更换1次,连续贴敷3天。用于婴儿肺炎呛奶。

【出处】《现代方剂文献研究精华》。

19 方

【药物】吴茱萸适量。

【制法】研细粉,过100目筛,适量食醋调成膏状,置于敷料上。

【用法】每晚睡前贴敷于双足的涌泉穴,晨起去掉。患眼局部点0.25%的氯霉素眼药水,每日4次,睡前用红霉素眼膏点眼1次。用于儿童麦粒肿。

【出处】《中医外治杂志》,2002,11(5):23。

20 方

【药物】黄连 20 克。

【制法】浓煎取汁。

【用法】用汁涂摩两脚心。用于初生婴儿目闭不开。

【出处】《奇治外治方》。

第六章 皮肤科病证

一、脓疱疮

1方

【药物】吴茱萸、地龙各等份。

【制法】研为细末,每用20～30克,用鸡蛋清调成膏状。

【用法】临睡前敷于两足心涌泉穴,外用纱布包扎固定,次日早晨取下,每日1次。用于脓疱疮,一般3～7次可愈。

【出处】《江苏中医》,1991,(1):6。

二、梅 毒

1方(华佗治秽疮初起神方)

【药物】胆矾、白矾、水银各等份。

【制法】捣研,至水银不见星为度,入香油、唾津各少许拌匀。

【用法】坐于帐内,取药涂两足心,以两手心对两足心摩擦良久;再涂再擦,旋即覆被安卧取汗,或俟大便,去垢中秽涎为度。每次用药体质强者12克,弱者可用6克,连用3天。用于秽疮初起。

【出处】《华佗神医秘传》。

三、痤 疮

1方(颠倒交泰膏)

【药物】硫磺粉 3 克,大黄粉 7 克(颠倒散),黄连粉 7 克,肉桂粉 2 克(交泰丸),生姜 10 克。

【制法】将生姜捣碎成泥状,加少量鸡蛋清同诸药末调匀,分涂两块纱布上。

【用法】敷贴双侧足底涌泉穴,绷带裹紧,以舒适为度,隔日换药以次,5 日为 1 疗程。用于痤疮。

【出处】《黑龙江中医药》,1996,(3):45。

四、丹　毒

1 方

【药物】大黄、黄柏、黄连各 10 克。

【制法】上 3 味,共研为细末,用猪胆汁调和。

【用法】涂敷头顶、心口及脚心,外以纱布覆盖,胶布固定。用于丹毒。

【出处】《奇治外治方》。

2 方

【药物】硝石、白面各 10 克。

【制法】上 2 味共研为细末,用井水调和成糊状。

【用法】临睡时涂于脚心,外以纱布覆盖,胶布固定。用于丹毒。

【出处】《奇治外治方》。

第七章 五官科病证

一、目赤肿痛(急性结膜炎)

1方

【药物】吴茱萸3克,生附子4.5克。

【制法】共研为细末,用酒调成膏状。

【用法】贴于足心涌泉穴。用于急性结膜炎。

【出处】《常见病验方研究参考资料》。

2方

【药物】大蒜2个。

【制法】捣烂。

【用法】贴足心,患左贴右,患右贴左。用于虚火上升,眼目肿胀。

【出处】《惠直堂经验方》。

3方

【药物】生南星、生大黄各等份。

【制法】研为细末,用醋调成膏状。

【用法】涂于两足心。用于小儿赤眼。

【出处】《卫生总论》《万病单方大全》。

4方

【药物】黄连适量。

【制法】研为细末,水调成膏。

【用法】贴于足心。用于小儿赤眼。

【出处】《全幼心鉴》《万病单方大全》。

5 方

【药物】白姜适量。

【制法】研为细末,水调成膏。

【用法】贴于足心涌泉穴。用于赤眼涩痛。

【出处】《圣济总录》《疑难急症简方》。

6 方

【药物】熟地黄 30 克。

【制法】新汲水浸透捣烂。

【用法】贴于两足心,用布包扎固定。用于赤眼涩痛。

【出处】《疑难急症简方》。

7 方

【药物】茶叶、黄连各适量。

【制法】研为细末。

【用法】涂于手足心。用于小儿赤眼。

【出处】《救急仙方》。

8 方

【药物】生山栀、龙胆草各等份。

【制法】共研为细末,用鸡蛋清调成两个小药饼。

【用法】敷于两足心。用于火眼(结膜炎)。

【出处】《中草药外治验方选》。

9 方

【药物】吴茱萸、附子各等份。

【制法】研为细末,用醋调为膏状。

【用法】敷足心涌泉穴。用于急性结膜炎。

【出处】《俞穴敷药疗法》。

【备注】宜与 1 方合参。

10 方

【药物】生地适量。

【制法】捣烂。

【用法】贴于足心。用于火眼初发。

【出处】《验方新编》。

11 方

【药物】山栀适量。

【制法】水煎取汁,药渣捣烂。

【用法】药汁熏洗患眼,每日 3~5 次。捣烂的药渣外敷双涌泉穴,1 日 1 换。

【出处】《中国药店》,2002,(10):85。

12 方

【药物】大黄适量。

【制法】研细末,用清水调成稀糊状。

【用法】外敷双足涌泉穴,包扎固定,每日换药 1 次。

【出处】《中国药店》,2002,(10):85。

二、拳毛倒睫

1 方

【药物】草乌、南星、干姜、桂枝各适量。

【制法】研为细末。

【用法】涂于足心。用于拳毛倒睫。

【出处】《理瀹骈文》。

三、角膜溃疡

1 方

【药物】南星 1 个,生大黄等量。

【制法】共为末,醋调。

【用法】贴足心。用于角膜溃疡。

【出处】《常见病验方研究参考资料》。

2 方

【药物】吴萸子树根(去粗皮)1 握。

【制法】切细捣烂,酒调成糊状。

【用法】贴足心,左病贴右,右病贴左。用于角膜溃疡。

【出处】《常见病验方研究参考资料》。

四、口 疮

1 方

【药物】干地龙 10 条,吴茱萸 1.8 克。

【制法】研为细末,加入生面粉少许,醋调如糊状。

【用法】敷于两足心,外加纱布固定,每日 1～2 次。用于口腔炎。

【出处】《广西赤脚医生》1977 年第 6 期。

2方

【药物】地龙 10 条,吴茱萸 6 克。

【制法】研为细末,加面粉少许,热醋调成膏。

【用法】敷于双足心涌泉穴,以布包裹,2～3 小时左右更换 1 次。用于唇菌(患者唇一时翻突,肿起如菌,症极危急)。

【出处】《华佗神医秘传》《兵部手集》。

3方

【药物】吴茱萸 18.5 克,肉桂 12.5 克。

【制法】研为细末,用醋调成糊,捏成小饼状。

【用法】敷于双足涌泉穴,纱布包扎固定,每日 1 次。用于口疮。

【出处】《江苏医药》1976 年第 5 期。

4方

【药物】生附子、白面各适量。

【制法】研为细末,醋调成膏。

【用法】贴于足心,男左女右,每日 2 次。用于久患口疮不愈者。

【出处】《本草纲目》。

5方

【药物】蛇蜕皮适量。

【制法】水浸软。

【用法】拭口内一二遍即愈,仍以药贴足心。用于大小口疮。

【出处】《婴孩宝鉴》《本草纲目》。

6方

【药物】乌头尖 1 个,天南星 1 个。

【制法】研为细末,生姜汁调成糊状。

【用法】涂于足心涌泉穴,男左女右,2～3 次即愈。用于老幼口疮。

【出处】《本草纲目》。

7方

【药物】草乌 1 个,南星 1 个,生姜 1 大块。

【制法】研为细末,用醋调为糊状。

【用法】涂敷于手足心;或以草乌头、吴茱萸等份为末,蜜调涂足心。用于虚壅口疮,满口连舌者。

【出处】《本事方》《本草纲目》。

8 方

【药物】吴茱萸(半生半炒)适量。

【制法】研为细末,用醋调成膏状。

【用法】敷于足心涌泉穴。用于口疮。

【疗效】山东省某医院用上方治疗口疮 256 例,大部分是经过抗生素和维生素多种治疗无效的溃疡性口腔炎,治愈 247 例,占 96.48%;好转 5 例,占 1.95%;无效 4 例,占 1.56%。张建德治疗 40 例复发性口腔炎,治愈 32 例,好转 8 例,治愈率达 85%,一般于敷药后 2~3 天愈合,慢则 3~5 天愈合,个别病人出现足热、心烦、胸闷等,但无妨碍,也不影响疗效。

【出处】《中医外治法集要》。

【备注】以吴茱萸为主药组成的方剂很多,有的选加:(1)生半夏;(2)白芷;(3)附子;(4)大葱;(5)大蒜;(6)生南星、生姜;(7)附子、蓖麻子、花椒;(8)生地榆、生半夏、生南星;(9)炮姜、木鳖子;(10)肉桂;(11)地龙。

9 方

【药物】生南星 30 克,黄柏、吴茱萸各 15 克。

【制法】研为细末,醋调成膏状。

【用法】敷于两足心,或男左女右包一脚心。用于白口疮。

【出处】《穴敷疗法聚方镜》。

10 方

【药物】生南星、生大黄各 5 克。

【制法】研为细末,用米醋调成膏状。

【用法】敷于足心。用于白口疮。

【出处】《贵州民间方药集》。

11 方

【药物】附子、肉桂各等份。

【制法】捣碎,用醋调成糊状。

【用法】敷于双足涌泉穴。用于复发性口疮。

【出处】《穴敷疗法聚方镜》。

12 方

【药物】密陀僧适量。

【制法】研为细末,用陈醋调成膏状。

【用法】敷于双足涌泉穴,可引火归元。用于口疮或小儿口疮,不能吮乳者。

【出处】《普济方》《回生集》《中医外治法集要》。

13 方

【药物】生附子适量。

中医足心疗法大全

【制法】烘干,研为细末,用醋调成膏。

【用法】敷于双足涌泉穴,能引火归元。用于虚火口疮,久不愈合者。

【出处】《中医外治法集要》。

14 方

【药物】生附子、吴茱萸、大黄各等份。

【制法】烘干,研为细末,用醋调成糊状。

【用法】敷于涌泉穴,纱布包裹,每日 1 次,昼敷夜换,夜敷昼换。用于口疮。

【出处】《中医外治法集要》。

15 方

【药物】硫磺、硝石各等份。

【制法】共研为细末,过筛,加面粉适量,用水调成膏。

【用法】敷于双足涌泉穴,胶布固定。用于口疮。

【出处】《中医外治法集要》。

16 方

【药物】白芨适量。

【制法】烘干,研为细末,过筛,用乳汁调成膏。

【用法】敷于双足涌泉穴。用于口疮。

【出处】《中医外治法集要》。

17 方

【药物】生大黄9克,炒绿豆6克,丁香1.5克。

【制法】共研为细末,用醋调成膏状。

【用法】敷于涌泉穴。用于口疮。

【出处】《中医外治法集要》。

18 方

【药物】黄柏、生大黄、鲜生地各6克。

【制法】前2味药烘干,研为细末,同生地共捣融,加酒适量调成糊膏。

【用法】敷于双足涌泉穴,外用纱布包扎固定。用于口疮。

【出处】《中医外治法集要》。

19 方

【药物】生地6克,吴茱萸2克,蓖麻仁7粒。

【制法】前2味烘干,研为细末,和蓖麻仁共捣融。

【用法】敷于双足涌泉穴,纱布包扎固定。用于口疮。

【出处】《中医外治法集要》。

20 方

【药物】硝石、矾石各等份。

【制法】共研为细末,过筛,加面粉适量,用醋调成膏。

【用法】于晚上临睡前敷于涌泉穴,胶布固定,次晨去掉。用于口疮。

【出处】《中医外治法集要》。

21 方

【药物】生半夏6克,黄连、栀子各3克。

【制法】烘干,研为细末,用陈醋调成膏。

【用法】睡前敷两足涌泉穴,外盖玻璃纸、纱布,布带包扎,连敷 2~4 次。用于口疮。

【出处】《中医外治法集要》。

22 方

【药物】鲜地龙 30 克,吴茱萸 3 克。

【制法】地龙洗净泥土,放入净盆内,撒些白糖,顷刻地龙体液大量外渗而死,然后,加入吴茱萸末和面粉适量,调均匀。

【用法】敷双足涌泉穴,1 日换药 1~2 次,一般 3 天可愈。用于口疮。

【出处】《中医外治法集要》。

【备注】此方亦治咽痛。

23 方

【药物】黄芩、黄连、黄柏各等份。

【制法】烘干,研为细末,过筛,用水调成膏。

【用法】敷于双足涌泉穴,外用宽布带包扎固定。用于口疮。

【出处】《中医外治法集要》。

24 方

【药物】吴茱萸、川椒各适量。

【制法】为末,醋调成膏。

【用法】敷于两足心。用于口疮糜烂。

【出处】《穴敷疗法聚方镜》。

25 方

【药物】吴茱萸、川椒、天南星各适量。

【制法】研末,醋调成膏。

【用法】敷于足心涌泉穴。用于口疮糜烂。

【出处】《穴敷疗法聚方镜》。

26 方

【药物】生硫磺适量。

【制法】为末,水调成膏。

【用法】涂于足心,效即洗去。用于小儿口疮糜烂。

【出处】《世医得效方》《本草纲目》。

27 方

【药物】蚯蚓、吴茱萸各适量。

【制法】研为末,用生面和醋调成膏。

【用法】涂于足心,有效。用于口舌糜烂。

【出处】《本草纲目简编》。

【备注】宜与 1 方、2 方、22 方、29 方合参。

28 方

【药物】生南星 30 克。

【制法】研为细末。

【用法】每用 3～5 克,醋调敷于脚心,每晚睡前敷,连用数天。用于小儿口疮、流涎。

【出处】《上海常用中草药》。

29 方

【药物】吴茱萸、地龙各适量。

【制法】吴茱萸研为细末,用醋调,熬成膏状,后入地龙末搅匀。

【用法】临睡前用葱椒汤洗足,拭干用药,涂双足心。用于下冷口疮。

【出处】《药治通义》。

30 方

【药物】干地龙 10 条,吴茱萸、巴豆各 6 克。

【制法】共研末,合生面粉少许,醋调如糊状。

【用法】敷两足心,外加纱布包扎,1 日 1～2 次,一般 3 天可愈。用于口舌溃烂。

【出处】《穴敷疗法聚方镜》。

31 方

【药物】明矾 20 克,鸡蛋清适量。

【制法】将明矾研为细末,鸡蛋清调如糊状。

【用法】涂布于涌泉穴,覆盖固定,干后再换。用于小儿初生后,舌上生疮溃烂,不能吮乳。

【出处】《千金方》《穴位贴药疗法》。

32 方

【药物】吴茱萸 30 克,鸡蛋清适量。

【制法】将吴茱萸研为细末,加入鸡蛋清调和为丸,如蚕豆大。

【用法】将药丸放于胶布中央,贴于涌泉穴,2 天换药 1 次,一般 2～3 次痊愈。用于小儿口疮糜烂,口腔黏膜及舌下有圆形或椭圆形溃疡面,边红疼痛,啼哭不安,吮乳困难。

【出处】《穴位贴药疗法》。

33 方

【药物】鲜杜衡(马蹄香)1 把,小叶麦冬 3～6 粒,生半夏 3 粒。

【制法】捣烂,加鸡蛋清调成膏状。

【用法】敷于足心涌泉穴。用于口腔炎。

【出处】《安徽单验方选集》。

34 方

【药物】生香附、生半夏各等份。

【制法】为末,鸡蛋清调成膏。

【用法】男左女右贴于足心,1 周时即愈。用于小儿口疮。

【出处】《外科证治全书》。

35 方

【药物】天南星 30 克,焦栀子 15 克。

【制法】研末,醋调成膏。

【用法】敷于足心。用于口疮。

【出处】《穴敷疗法聚方镜》。

36 方

【药物】吴茱萸 15 克,胡黄连 6 克,川大黄 6 克,生南星 3 克。

【制法】研细末,陈醋适量调成膏状。

【用法】每用 3～12 克,在患儿晚上熟睡后涂敷于两足心,外以纱布包扎固定,次晨去掉,可连用 3 个晚上。用于小儿口疮。

【出处】《中医杂志》,1965,(4):12。

37 方

【药物】皂角子(去皮、核)15 克。

【制法】研为细末,热醋调成糊状。

【用法】趁热涂于两足涌泉穴,24 小时后去掉。用于小儿口疮。

【出处】《中级医刊》,1966,(3):177。

38 方

【药物】莱菔子 10 克,白芥子 10 克,地肤子 10 克,食醋适量。

【制法】将上药用砂锅文火炒至微黄,共研细末,将醋煮沸,放置至温,再倒入药末,调成膏状,分次涂于 2 厘米见方的纱布上,使膏厚 2 厘米。

【用法】贴于足心,固定之,每日换药 1 次。用于口疮。

【出处】《湖北中医杂志》,1984,(2):14。

39 方

【药物】细辛、肉桂、吴茱萸各 2 克。

【制法】炒焦研细末,过筛,再加入适量麸皮,用温开水调和做成 2 个小药饼。

【用法】每晚用药饼 1 个,按男左女右敷一侧涌泉穴,再用绷带固定,第 2 天去掉,晚上按同样方法再敷 1 次。用于小儿口疮。

【出处】《新中医》,1986,(2):10。

40 方

【药物】吴茱萸、细辛各 10 克,上肉桂 2 克。

【制法】共研细末,用醋调成膏。

【用法】取蚕豆大小 1 粒敷于双足涌泉穴,覆盖纱布,胶布固定,每日换药 1 次。用于复发性口疮。

【出处】《江苏中医杂志》,1987,(5):47。

41 方

【药物】黄连(或黄连叶)20 克,吴茱萸 20 克,大黄 40 克,天南星 30 克。

【制法】将上药晒干,研细末,用醋调成糊状。

【用法】敷于患者涌泉穴(或将前脚掌心全敷上),然后用布包好,1 日 1 换,一般敷两次即可。用于口疮。

【出处】《四川中医》,1987,(6):41。

42 方

【药物】天南星、醋各适量。

【制法】天南星研末,用醋调成糊膏。

【用法】贴于足心,神效。用于口疮。

【出处】《医学正传》。

43 方

【药物】草乌头、吴茱萸各等份。

【制法】研为末,蜂蜜调成膏。

【用法】涂于足心。用于口疮、舌疮。

【出处】《本事方》《万病单方大全》。

44 方

【药物】吴茱萸 9～12 克。

【制法】研细末,用好热醋调成膏状。

【用法】敷于两足心,1 日 1 换,神效。用于舌疮痛烂,饮食难进者。

【出处】《证类本草》。

【备注】吴茱萸贴敷足心涌泉穴治疗口舌生疮,古代许多医籍中均有记载,并盛赞其效。如《本草纲目》载:"咽喉口舌生疮者,以茱萸末醋调,贴两足心,移夜便愈。其性虽热,而能引热下行,盖亦从治之义。"近年来也有许多用吴茱萸贴足心治疗口舌生疮的报道。

45 方

【药物】矾石如鸡子大。

【制法】置醋中。

【用法】涂儿足下 2 ~ 7 遍,即愈。用于小儿口疮,不得吮乳。

【出处】《千金方》《小儿病证外治法》。

46 方

【药物】柴胡、吴茱萸各等份。

【制法】研为细末,用醋调成膏。

【用法】每用 3 克,涂敷于两足心,男左女右。用于大人小儿口疮。

【出处】《普济方》《小儿病证外治法》。

47 方

【药物】吴茱萸(去浮者炒)、地龙(去土炒)各等份,米醋、面各适量。

【制法】前两味研末,加入面粉调匀,用醋调成膏状。

【用法】涂敷于足心。用于小儿及老人、虚人口疮咽痛。

【出处】《普济方》《小儿病证外治法》。

48 方

【药物】密陀僧、天南星各适量。

【制法】研为末,调成膏状。

【用法】涂于足心。用于小儿口疮,不能吮乳者。

【出处】《普济方》《小儿病证外治法》。

49 方

【药物】蕊仁(去油)、朱砂各 1.5 克,冰片 0.3 克,熟枣(去核)3 枚。

【制法】前 3 味药研为细末,与熟枣和一处,摊乌青布上。

【用法】贴于脚心 24 小时,此方有效,曾治愈患儿多例。用于小儿红白口疮。

【出处】《大小诸证方论》。

50 方

【药物】寒食面 15 克,硝石 21 克。

【制法】研细末,水调成膏。

【用法】每用 2 克,涂足心,男左女右。用于小儿口疮。

【出处】《普济方》《本草纲目》《外治寿世方》。

51 方

【药物】干山茱萸 400 克,陈醋 200 毫升。

【制法】山茱萸研为细末,用醋调成糊状。

【用法】每用 10 克,分涂于两块纱布中央,晚上临睡前敷贴双足心涌泉穴,次晨取下,10 次为 1 疗程。用于复发性口疮。

【疗效】治疗 92 人次,显效 26 例,有效 54 例,无效 12 例。

【出处】《新中医》,1992,(3):16。

52 方(吴茱萸肉桂散)

【药物】吴茱萸 20 克,肉桂 2 克。

【制法】研细末,用醋调成糊膏状。

【用法】敷贴于双足心涌泉穴,外以青菜叶或树叶包裹,用纱布固定,临睡敷药,次晨取下。用于口疮糜烂。

【验案】患者,男,49 岁,工人,1984 年 5 月 5 日诊。每食辛辣之物则下唇糜烂,7 年余多方求治,疗效不佳。3 月前饮食不慎又致口糜加重。刻诊:面色潮红,下唇鲜赤溃烂,并有如脓之厚脂覆盖,口黏面干,胃纳佳,喜冷饮,大便结,尿黄,舌质红,苔黄腻,脉弦数。此乃胃火炽盛,熏灼于唇所致,用上方 2 次,口唇即感清润,且溃烂处开始结痂,大便时肛门灼热。药已中的,热有下降之势,再敷药 3 次,下唇痂皮脱落,溃烂平复。嘱其戒辛燥,至今未复发。

【出处】《云南中医杂志》,1988,(11):48。

53 方

【药物】生山栀、生大黄、黄连各 20 克,肉桂 5 克。

【制法】共研细末,用醋调成膏状。

【用法】敷于涌泉穴。用于口舌生疮。

【验案】患者,男,28 岁,工人。1 月来口腔黏膜及舌尖边出现大小不等溃疡数处,疼痛,进食困难,心烦口干,口有秽气,小便短赤,大便干燥,脉滑实有力,舌苔黄。用上药敷贴涌泉穴,同时口服黄连上清丸,每次 6 克,1 日 2 次,3 日后基本痊愈。

【出处】《浙江中医杂志》,1986,(12):562。

54 方

【药物】吴茱萸、干地龙、五倍子各等份。

【制法】共研末,用醋调成糊状。

【用法】敷于足心涌泉穴。用于复发性口疮。

【疗效】治疗16例,一般敷药5~7次即可痊愈。

【出处】《中医药学报》,1990,(5):33。

55 方

【药物】生硫磺、硝石各等份。

【制法】共研细末,加面粉少许,用水调成膏状。

【用法】贴敷于足心涌泉穴。用于口疮。

【出处】《家庭中药外治疗方》。

56 方

【药物】吴茱萸15克,天南星9克,生附子2克。

【制法】上药共研细末,用醋调成膏状。

【用法】敷于足心涌泉穴。同时将儿茶3份、柿霜5份、冰片2份、枯矾2份研细末,撒在溃疡面上。用于口疮。

【出处】《新编偏方秘方汇海》。

57 方

【药物】栀子6克,吴茱萸6克,荞麦面9克,百草霜6克。

【制法】共为细末,用好醋调成稠糊状。

【用法】男左女右,敷于足心部,用布包好。用于口疮。

【疗效】治疗口疮200例,痊愈150例。

【出处】《山东中医验方集锦》。

58 方(黄附散)

【药物】黄柏、炙附子各5克。

【制法】上药共研为细末,用好醋适量,与药粉调成糊状。

【用法】于每晚睡前敷在两侧涌泉穴上,外用胶纸和纱布固定,每天换药一次,半月为一疗程。用于虚火性口疮。用药期间禁食烟酒及其他辛辣食物。阴虚症状明显者可加服六味地黄丸或知柏地黄丸。

【出处】《川北医学院学报》,2001,16(2):60。

59 方(口愈膏)

【药物】细辛、吴茱萸、肉桂。

【制法】上药按1:2:2的比例研末过筛装瓶备用。

【用法】取药粉20克,用醋调成糊状敷双足涌泉穴,并以敷料及胶布固定,每日换药1次。用于口疮。

【出处】《中国民间疗法》,1999,(5):46。

60 方(天吴粉)

【**药物**】天南星、吴茱萸。

【**制法**】取等量的天南星、吴茱萸,共为细末,置玻璃瓶内备用。

【**用法**】先于临睡前洗净双足,晾干,取已备好的天吴粉适量,用陈醋调成糊状,贴敷两足底涌泉穴,用塑料薄膜覆盖,以防陈醋挥发;再用布包扎固定好,次日晨取下。敷药期间停用一切治疗本病的药物。孕妇忌用。用于口疮。

【**出处**】《山东中医杂志》,1998,17(11)。

61 方(肉萸散)

【**药物**】吴茱萸、肉桂各等份,葱白适量。

【**制法**】吴茱萸、肉桂共研细末适量,用葱白适量捣碎后同上二药拌匀。

【**用法**】外敷双侧涌泉穴,用麝香壮骨膏外贴(对胶布过敏者可用塑料薄膜包扎),每日 1 次,疗程最短者 3 日,最长者半月。用于口疮。

【**出处**】《现代中医药》,2002,(5):54。

62 方

【**药物**】蓖麻子、吴茱萸各 30 克,大黄、制南星各 6 克。

【**制法**】研末,睡前蛋清调糊。

【**用法**】敷涌泉,次晨取掉,上方 1 料分 5 次贴完,为 1 个疗程。用于口疮。

【**出处**】《江西中医药》,1997,28(4):38～39。

63 方

【**药物**】大黄 40 克,吴茱萸 30 克,胡黄连、天南星各 20 克。

【**制法**】上药共研细末,贮瓷瓶内备用。取药末 20 克,加醋适量,调成糊状。

【**用法**】临睡前敷双侧涌泉穴,上用塑料布覆盖(以防药汁外浸流失),再用纱布固定,次晨起床后除去敷贴药物,连用 5 次为 1 疗程。用于口疮。

【**出处**】《安徽中医学院学报》,1994,13(4):29。

64 方

【**药物**】鸡蛋清 1 个,明矾 10 克,牛膝 5 克。

【**制法**】将明矾、牛膝研为细末,将鸡蛋打开,只取蛋清,将细末调成糊状。

【**用法**】将药糊多次敷于双侧足底涌泉穴,晾干,每晚 1 次,连敷 7 天为 1 疗程。用于口疮。

【**出处**】《中医外治杂志》,2001,10(6):49。

65 方(归原贴膏)

【**药物**】吴萸、细辛、肉桂饮片按 2:1:1.5 的比例称重,冰片、薄荷脑、樟脑、水杨酸甲脂适量。

【**制法**】吴萸、肉桂、细辛饮片,以醇提法提取有效成分制成浸膏,按每千克浸膏加入冰片、薄荷脑、樟脑各 100 克,水杨酸甲脂 150 克调匀,再加入适量橡胶、松香等基质制成涂料,最后进行涂膏、切段、盖衬加工成药物胶布,每片 4 厘米×4 厘米,约含生药 2 克。

【用法】每晚临睡前,患者洗净双脚,擦干,将归原膏贴于双侧涌泉穴,每日换药 1 次,一般用药 4～5 天即见溃疡愈合,同时新发的溃疡点得到控制继而痊愈。对于病程较长者可适当延长敷贴天数,以巩固疗效。用于复发性口疮。

【出处】《中医外治杂志》,2004,13(1):3。

66 方

【药物】吴萸、细辛各等份。

【制法】上药共为细末,用食醋调成膏状备用。

【用法】治疗前先用温水浸泡双足 10 分钟左右,擦干后取膏药指腹大小,敷于双足的涌泉穴,外用胶布固定,2 小时后揭去,早晚各 1 次,同时常规服用多种维生素,5 天为 1 疗程,一般治疗 1～2 个疗程即可。用于口腔溃疡。

【出处】《河南中医》,2003,23(12):82。

五、鹅口疮

鹅口疮指口腔舌上满布白屑,状如鹅口,故名鹅口疮;又因其色白如雪片,所以又称"雪口"。主要病因为口腔不洁,感染邪毒(白色念珠菌)。

1 方

【药物】吴茱萸 1.5～4.5 克,米醋适量。

【制法】将吴茱萸研为细末,用米醋调匀成膏。

【用法】每晚用布包敷患儿足底涌泉穴 1 次,连用 3 次,如有起泡者可暂停药。用于鹅口疮。

【出处】《浙江中医药》,1977,(1):14。

2 方

【药物】吴茱萸、附子各 10 克。

【制法】共研细末,用醋调成稀糊状。

【用法】涂于两足心,纱布固定,连用 2 夜。用于鹅口疮。

【出处】《赤脚医生杂志》,1979,(2):3。

3 方

【药物】密陀僧适量。

【制法】研细末,用陈醋调如糊状。

【用法】敷于两足心,外用纱布固定,愈即取下。用于鹅口疮。

【出处】《广西赤脚医生》,1977 年第 6 期。

4 方

【药物】莱菔子、白芥子、地肤子各 10 克,食醋适量。

【制法】将上药放砂锅内,用文火炒至微黄,共研细末,将食醋煮沸,放置冷却至温热,再倒入药末,调成膏状,把药膏分次涂于 2 厘米见方的纱布或白布上,药膏厚 2 厘米。

【用法】分别贴于两足涌泉穴,胶布固定,每日换药 1 次,一般敷 3～5 次即愈。用于鹅口疮。

【出处】《湖北中医杂志》,1984,(2):14。

5 方

【药物】吴茱萸 5 克,大黄 2 克,胆南星 1 克,白蔹(或胡连)2 克。

【制法】烘干,研为细末,用醋或开水调成膏。

【用法】敷双足涌泉穴。用于鹅口疮。

【验案】患儿,男,3 岁,1965 年 7 月 2 日就诊。患儿舌面、口唇、两颊内侧有许多白屑,拭而复生,口水多,食欲不振。诊断:鹅口疮。即用上药外敷双足心涌泉穴,1 天白屑减少,3 天痊愈。

【出处】《中医外治法集要》。

6 方

【药物】白芨适量。

【制法】研为细末,用乳汁调成膏。

【用法】涂于足心。用于鹅口疮。

【出处】《圣惠方》《本草纲目》。

7 方

【药物】生天南星(去皮脐)适量。

【制法】研末,醋调成膏。

【用法】涂敷于足心,男左女右。

【出处】《阎孝忠集效方》《本草纲目》。

8 方

【药物】寒食面 15 克,硝石 21 克。

【制法】研末,水调成膏。

【用法】每用 1.5 克,涂足心,男左女右。用于小儿鹅口疮。

【出处】《普济方》《古今中药外治真传》。

9 方

【药物】生香附、生半夏各 6 克,鸡蛋 1 枚。

【制法】上药研细末,取鸡蛋清适量共调匀做饼。

【用法】贴患者脚心,每日1次,3天为1疗程。用于鹅口疮。

【出处】《验方新编》。

六、走马牙疳

牙根腐烂,名走马牙疳。凡大人热病之后,及小儿痘症之后,火毒流于胃经,致有此患。此病势甚危急,甚则落牙穿腮透鼻,一二日即能致命,故有走马之名,言其骤也。

1方

【药物】生大黄9克,丁香10粒,绿豆6克。

【制法】共研末,热醋调成膏状。

【用法】敷于两足心,最为神效。用于走马牙疳。

【出处】《验方新编》《外治寿世方》。

2方

【药物】姜黄3克,蒜1瓣。

【制法】姜黄先研细末,同蒜捣烂。

【用法】先用薄棉按足底涌泉穴,后将药隔棉敷上,用绢包好,包1夜。用于走马牙疳。

【出处】《常见病验方研究参考资料》。

3方

【药物】生半夏、生附子各9克。

【制法】研末,加葱头30克,共打烂。

【用法】涂足心1昼夜,脚热即效,但不可入口。用于走马牙疳。

【出处】《常见病验方研究参考资料》。

【备注】《外治寿世方》载:"又生附子一钱(3克),生半夏二钱(6克),加葱白共捣烂扎脚底,男左女右,鼻内有气出即愈。"

七、咽喉肿痛

1方

【药物】生附子(或用吴茱萸亦可)适量。

【制法】研末,热醋调成膏。

【用法】趁热敷于两足心,无论实火虚火,俱极神效。用于咽喉肿痛。

【出处】《验方新编》。

2 方

【药物】吴茱萸 30 克,生附子 6 克。

【制法】共为末,用面粉和醋做成两个饼,或加麝香 0.3 克更妙,蒸微热。

【用法】贴两足心,安睡 3 小时,或半夜脚心发热,则火气下行,病即愈。用于一切虚火喉症。

【出处】《验方新编》。

3 方

【药物】吴茱萸适量。

【制法】研末,醋调成膏。

【用法】涂足心,一夕即愈。用于咽喉作痛。

【出处】《集简方》。

【备注】本方在许多古医籍中多有记载。如《验方新编》:"一切喉毒……又:用吴茱萸研末,醋调涂足心,其毒自下。"

4 方

【药物】吴茱萸(去浮者炒)、地龙(去土炒)各等份。

【制法】上为末,入米醋和白面调膏。

【用法】涂敷于足心。用于小儿及老人、虚人口疮咽痛。

【出处】《普济方》《小儿病证外治法》。

5 方

【药物】生草乌、生南星各适量。

【制法】为末,醋调。

【用法】敷足心,妙。用于咽喉肿痛。

【出处】《理瀹骈文》。

6 方

【药物】生附子、吴茱萸各适量。

【制法】为末,醋调。

【用法】敷足心。用于喉痹、喉风,勺水不下。

【出处】《理瀹骈文》。

7 方

【药物】生附子 1 个,故纸 15 克。

【制法】研为细末。

【用法】敷足心,微火烘之。用于虚火喉痹。

【出处】《理瀹骈文》。

8 方

【药物】生附子、细辛、生吴茱萸各 15 克,大黄 6 克。

【制法】共研细末,用醋调成饼。

【用法】敷贴在足心涌泉穴,纱布包扎,1 日 1 换。用于喉痹。

【验案】患者,男,37 岁,教师。咽喉肿痛,时轻时重已 5 年余,劳累后加重。现咽痛增剧,吞咽不爽,形瘦神疲,面色无华,畏寒足冷,脉沉细,舌质淡而白。检查:咽壁漫肿,色淡不红。用上药贴敷 2 次后咽肿渐消,吞咽顺利。

【出处】《浙江中医杂志》,1986,(12):562。

9 方

【药物】生川乌、生南星各等份。

【制法】烘干,研为细末,用醋调成膏状。

【用法】敷于足心涌泉穴,纱布包扎固定。用于急性扁桃体炎。

【出处】《实用中草药外治法大全》。

10 方

【药物】吴茱萸、黄连各适量。

【制法】二药共研细末,用醋调成膏状。

【用法】于睡前敷于双足心涌泉穴,油纸覆盖,胶布固定,次晨去药,每日 1 次,3 次为 1 疗程。用于急性扁桃腺炎。

【出处】《中国灸法集粹》。

11 方

【药物】土茯苓 100~150 克。

【制法】研粉末,用酒醋调糊。

【用法】敷涌泉穴处,纱布固定。一般晚上敷晨取之,次日重复。另用土茯苓 20~50 克,煎水频服。若吞咽困难或小儿不能食者可用药棉蘸浸之或频呷服,缓嚼慢咽。一般轻者 1 日愈,重者 3~5 日愈。用于急性扁桃体炎或化脓性扁桃体炎。

【出处】《四川中医》,1995,(10):50。

八、牙 痛

1 方

【药物】生附子适量。

【制法】研为细末,口津调成糊状。

【用法】敷两足心,极效。用于阴虚牙痛。

【出处】《华佗神医秘传》《产乳集验方》。

2 方

【药物】吴茱萸 10 克。

【制法】研细末,用热醋调。

【用法】敷两足心,布包扎紧,24 小时换 1 次,极效。用于牙痛。

【出处】《中医验方秘方集锦》《古今中药外治真传》。

3 方

【药物】吴茱萸、火麻仁各等份。

【制法】共为末,醋和调。

【用法】涂脚心,左痛涂右,右痛涂左。用于牙痛。

【出处】《河南省中医秘方验方汇编》。

4 方

【药物】生大黄 9 克,绿豆粉 6 克,丁香 10 粒。

【制法】研为细末,和匀。

【用法】以开水调涂两足心。用于牙疳痛。

【出处】《良方集腋》。

5 方

【药物】生盐 3 克,附子 1 枚。

【制法】捣烂。

【用法】敷足底涌泉穴,用纱布扎敷固定,重者宜两足俱敷。用于虚火牙痛。

【出处】《实用中草药外治法大全》。

6 方

【药物】白矾 6 克,冰片 0.5 克,肉桂 2 克,仙人掌 50 克(去皮与刺)。

【制法】前 3 味药研末,与仙人掌共捣为糊状,分别置于两块纱布上。

【用法】先用温水泡足 20～30 分钟,晾干后将两足心搓红,将药糊敷于两足心。24 小时换药 1 次,一般 2～4 次即愈。本法用于治疗牙痛。亦可用于治疗头面部疖肿、腮腺炎、中耳炎、颈淋巴结炎等。

【出处】《中国民间疗法》,2001,9(11):5。

九、鼻 渊

鼻渊,最早见于《素问·气厥论》:"胆移热于脑,则辛頞鼻渊。鼻渊者,浊涕下而不止也。"临床上以鼻流浊涕,或流黄水,甚则头目隐痛为特征,类似于现代医学的急慢性鼻窦炎。

1 方

【药物】大蒜适量。

【制法】捣烂。

【用法】贴涌泉穴,效。用于鼻渊。

【出处】《集简方》《外治寿世方》。

2 方

【药物】生附子适量。

【制法】研末,葱涎和如泥。

【用法】贴涌泉穴。用于鼻渊脑漏。

【出处】《普济方》《本草纲目》。

十、鼻　衄

1 方

【药物】大蒜(去皮)适量。

【制法】捣烂成饼。

【用法】贴足心。用于鼻衄。

【出处】《普济方》《圣济总录》《卫生易简方》。

2 方

【药物】纹银 1 锭。

【制法】烧红。

【用法】烫足心。用于鼻血不止。

【出处】《文堂集要方》。

3 方

【药物】附子适量。

【制法】研末,酒调。

【用法】涂足心,效。用于鼻血不止。

【出处】《文堂集要方》。

4 方

【药物】柏子仁 12 克,甘草 30 克。

【制法】先用柏子仁烧灰冲酒服,再将甘草加水捣烂。

【用法】贴足心,男左女右。用于鼻衄。

【出处】《疑难急症简方》。

5 方

【药物】蓖麻子49 粒。

【制法】冲绒。

【用法】包脚心。用于鼻衄。

【出处】重庆市《锦方选》。

6 方

【药物】蓖麻仁 9 克,生山栀 6 克。

【制法】生山栀研末,同蓖麻仁(去壳)共捣如泥。

【用法】分别敷贴两足心,外以布带束之,待衄止后去掉。用于鼻衄不止。

【出处】《中草药外治验方选》。

7 方(艾灸足心法)

【药物】艾绒适量。

【制法】制成艾炷。

【用法】灸双足涌泉穴各 100 壮。用于鼻出血不止。

【出处】《千金方》。

8 方

【药物】新汲水适量。

【用法】随左右洗足即止,屡试有效。用于衄血不止。

【出处】《叶氏摘玄方》《急救广生集》。

9 方

【药物】吴茱萸 50 克。

【制法】捣末,炒热,调醋为饼。

【用法】敷于双足心,24 小时换药 1 次,用于鼻衄。

【验案】患者,女,36 岁,1983 年 3 月 11 日诊。鼻衄半年余,服药罔效。症见形体消瘦,颜面潮红,鼻腔干燥,残存血痂,口干不饮,夜难安眠,四季双足不温,纳凉腹痛,嗜好辛辣,唇舌干红,苔白不润,小便清长,大便稀溏,脉沉迟。用上药连敷 4 次后,鼻衄止,双足转温,唇舌口鼻已不见干燥,大便正常,夜能入眠,纳食增加,精神好转告愈。4 月后随访,鼻衄未再发作。

【出处】《四川中医》,1990,(9):46。

10 方

【药物】大蒜 5 个,生地 15 克,韭菜根 100 克。

【制法】大蒜去皮与生地共捣烂如泥;韭菜根洗净,切细捣取汁半小杯,加适量清水以备用。把捣烂的药物摊在青布上,做一个约如铜钱大小,厚一分许的蒜泥饼。

【用法】左鼻孔出血贴右足心,右鼻孔出血贴左足心,两鼻孔出血,两足心俱贴之;同时服用已稀释好的韭菜根汁。用于鼻衄。

【出处】《新编偏方秘方汇海》。

11 方

【药物】吴茱萸 12 克。

【制法】用黄酒浸数小时后备用。

【用法】临睡时用布涂扎脚心。用于鼻衄。

【出处】《新编偏方秘方汇海》。

12 方

【药物】取山栀 7 个(去皮),鲜葱白适量(3 个左右)。

【制法】共捣烂。

【用法】每晚敷双足底涌泉穴,绢布包扎至第二天早晨。10 天为 1 疗程。用于孕期鼻衄。

【出处】《浙江中医杂志》,2003,(7):335。

13 方

【药物】红皮独头蒜 1 头,川牛膝 30 克,肉桂 3 克,冰片 1 克(研末)。

【制法】红皮蒜去皮,余药研细末,与蒜共捣为糊状。

【用法】将药物外敷足心。12 小时换药 1 次。用于治疗鼻衄。亦可用于口鼻同时出血。

【出处】《中国民间疗法》,2001,9(11):5。

十一、鼻鼽(过敏性鼻炎)

鼻鼽以鼻出清涕,突然发作鼻痒、喷嚏为特征,类似于过敏性鼻炎。

1 方

【药物】独头蒜适量。

【制法】捣烂。

【用法】敷脚心,自不再发。用于鼻鼽。

【出处】《夕科大成》。

2 方

【药物】大蒜适量。

【制法】捣烂。

【用法】贴足心。用于老人鼻流清涕。

【出处】《外治寿世方》。

十二、耳 痛

1 方

【药物】吴茱萸、大黄、乌头尖各适量。

【制法】共为末。

【用法】贴足心,引热下行即止。用于耳痛。

【出处】《文堂集验方》。

十三、舌 疾

1 方

【药物】吴茱萸 9～12 克。

【制法】研末,醋调。

【用法】敷两足心,用布包扎好,1 日 1 换,其效如神。用于舌头溃烂痛极,饮食难进。

【出处】《验方新编》。

2 方

【药物】地龙、吴茱萸各适量。

【制法】共研捣成膏。

【用法】涂足心,妙。用于舌上生菌,初起如豆,渐大如菌,疼痛,红烂无皮,朝轻暮重。此恶症也,由心脾积热所致。

【出处】《验方新编》。

3 方

【药物】附子适量。

【制法】研末。

【用法】涂足心。用于舌病,用凉药不效者。

【出处】《理瀹骈文》。

4 方

【药物】生地龙、吴茱萸、醋、飞面各适量。

【制法】共研捣为泥状。

【用法】涂足心。用于舌腐烂。

【出处】《理瀹骈文》。

5 方

【药物】地龙 10 条,吴茱萸 1.5 克。

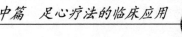

【制法】研细末,加入白面少许,醋调成膏。

【用法】涂两足心,以绢敷之,立效如神。用于舌腐溃烂,饮食难进,疼痛异常。

【出处】《春脚集》。

6 方

【药物】白矾适量,鸡蛋酌定。

【制法】将白矾末和鸡蛋置醋中。

【用法】涂儿足底,2～7 日可愈。用于小儿舌疮,饮乳不得。

【出处】《千金方》《古今中药外治真传》。

7 方

【药物】白芨适量。

【制法】为末,乳汁调。

【用法】涂足心。用于重舌,即舌下又生一小舌是也。

【出处】《太平圣惠方》《疑难急症简方》。

【备注】重舌,是指在舌下连根处红肿胀突形如小舌,故称"重舌风""子舌",相当于现代医学舌下黏膜炎或舌下腺囊肿。

8 方(木舌金丝膏)

【药物】吴茱萸不拘多少。

【制法】研为末,用醋调膏。

【用法】涂脚心,更以纸糊粘,敷之立效。用于小儿心脾受热,唇口生疮,仍治慕口、鹅口、重舌、木舌。

【出处】《活幼口议》。

【备注】木舌是以舌体肿大,伸缩、翻转动作不灵,状如僵木为特征的病证,现代医学中无类似病名,多见于舌体疮疡肿胀、舌部肿瘤、先天性舌大畸形等。

9 方

【药物】吴茱萸 10～15 克,面粉适量。

【制法】吴茱萸研为细末,加入面粉调匀,用温水调成薄饼状。

【用法】贴于两脚心,外用纱布固定,每日更换 1 次。用于木舌。

【出处】民间验方。

10 方

【药物】白芨适量。

【制法】磨乳。

【用法】涂足心。用于舌肿硬。

【出处】《家庭中药外治疗方》。

中医足心疗法大全

11方

【药物】生香附、生半夏各15克,鸡蛋清适量。

【制法】前2味药研细末,用鸡蛋清调成糊状。

【用法】敷于足心涌泉穴,一般24小时即愈。用于舌肿硬。

【出处】《家庭中药外治疗方》。

十四、唇 疾

1方

【药物】地龙10条,吴茱萸6克。

【制法】共研细末,加灰面少许,热醋调。

【用法】敷双足心,以布包裹,4~6小时换药1次,以愈为度。用于口唇一时翻起,肿起如菌,症极危急者。

【出处】《家庭中药外治疗方》。

十五、慢性咽炎

1方(慢炎康Ⅰ)

【药物】吴茱萸、细辛、肉桂。(用于普通型)

2方(慢炎康Ⅱ)

【药物】吴茱萸、冰片。(用于急发型)

3方(慢炎康Ⅲ)

【药物】吴茱萸、细辛、肉桂、干姜。(用于肺脾两虚,痰气郁结型)

【制法】慢炎康Ⅰ、Ⅱ、Ⅲ方制法均为研细末,用食醋和白酒按照1:1的比例混合,将药散调成糊状。

【用法】每晚睡前敷贴于涌泉穴上,再用伤湿膏固定。次日清晨如不影响行走则不必解除。连用7次为1疗程,两疗程间隔5~7天。用于慢性咽炎。

【出处】《广东药学院学报》,1998,14(1):68。

4方

【药物】吴茱萸30克,生附子6克,麝香0.3克。

【制法】上药共研细末,加少许面粉与醋调和,做成面饼。

【用法】将药饼蒸微热敷双脚涌泉穴,敷后安睡3小时,若半夜脚心发热,则火气下行。每天1次,10次为1个疗程。

【出处】《农村新技术》,2003,(2):52;《农村天地》,2004,(10):35。

十六、耳　鸣

1 方(加味磁朱膏)

【**药物**】磁石 30 克,朱砂 2～3 克,吴茱萸 15～20 克,食用醋适量。

【**制法**】将前三味药共研细末,用食醋调为膏状摊于两块干净的白布上备用。

【**用法**】将患者双足用温水洗净擦干,用双手掌交叉搓摩两足心,约搓 5～10 分钟,待两足心发热后迅速将备好的加味磁朱膏敷于双足涌泉穴上,外用绷带或胶布固定。每晚治疗 1 次,每次敷药 6～8 小时,7 天为 1 疗程。1 疗程未愈者可继续治疗。用于耳鸣。

【**出处**】《中医外治杂志》,1998,7(2):19。

十七、表层巩膜炎

1 方

【**药物**】吴茱萸 20 克,大黄 12 克,黄芩 6 克,黄连 6 克。

【**制法**】共研细末,每次用量 6 克,醋适量调成糊状。

【**用法**】敷贴于双涌泉穴,外用纱布包扎,每日 2 次,7 天为 1 疗程。用于表层巩膜炎。

【**出处**】《福建中医药》,1998,29(6):21。

十八、耳　聋

【**药物**】吴茱萸、乌头尖、大黄适量。

【**制法**】上药研为细末,津(唾液)调为糊。

【**用法**】药糊敷贴涌泉穴。用于治疗耳聋。

【**出处**】《医学正传》。

十九、牙龈炎

【**药物**】生附子 30 克。

【**制法**】上药研为细末,用时取上药适量,加水调成糊膏状。

中医足心疗法大全

篇

足
心
疗
法
的
临
床
应
用

  【**用法**】敷于双脚涌泉穴,纱布覆盖,胶布固定,每天换药 1 次。本方对肾阴亏损型牙龈炎疗效较好。

  【**出处**】《农村新技术》,2003,(2):52;《农村天地》,2004,(10):35。

第八章 足疗通治方

延年涌泉膏

【功用】温补下元,滋阴壮阳,益肾固精,补益气血,调畅经脉,散寒除湿,调冲任,暖胞宫,防病保健,延年益寿。

【药物】杜仲60克,牛膝60克,熟地60克,附子60克,续断60克,甘草60克,生地15克,小茴香15克,菟丝子15克,天麻子15克,雄黄6克,木香9克,丁香6克,乳香6克,没药6克,麝香0.6克。

【制法】用香油1.5千克,将木香以前的药物熬枯去渣,入黄丹750克收膏,再加入丁香以后4味药搅匀成膏。

【用法】治下元虚损,梦遗滑精,阳物收缩,逢阴不举,贴两涌泉穴、阴交穴、关元穴。

治左瘫右痪,或麻木不仁,或行步无力,下部虚寒,或肿痛,贴两涌泉穴、阴交穴、关元穴。

寒湿脚气,贴两涌泉穴、三里穴。

治脚跟疼,贴两涌泉穴、昆仑穴。

腿肚转筋,贴两涌泉穴、委中穴。

治疝气,贴两涌泉穴、阴交穴、阴廉穴。

治妇女月水不调,或经至腹痛,或崩露带下,子宫寒冷,素难受胎,贴两涌泉穴、阴交穴、关元穴。

治先天不足,后天亏损,骨瘦身瘦,阳气虚弱,以致腠理不密,易受风寒,常多疾病。若长贴涌泉穴,兼贴肾俞穴、关元穴,不但终身永无寒湿、脚气、瘫痪之症,抑且延年益寿,真仙膏也。

【出处】《清太医院配方》。

下　篇

足心疗法古今文献选编

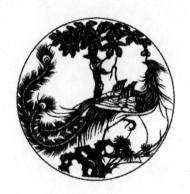

第一章　足心疗法古文献选摘

一、《马王堆汉墓医书》论足与足心疗法

——足少阴脉,出内踝娄中……其病:病足热……诸病此物者,皆灸足少阴脉。(《足臂十一脉灸经》)

——足太阴脉,出大趾内廉骨际……其病:病足大趾废……诸病此者,皆灸足太阴脉。(《足臂十一脉灸经》)

——足厥阴脉,循大趾间……其病:……足胕肿,疾痹。诸病此物者,皆灸厥阴脉。(《足臂十一脉灸经》)

——足钜阳之脉,系于踵,外踝娄中……其所产病……足小趾痹,为十二病。(《阴阳十一脉灸经》)

——足少阳之脉,系于外踝之前廉……是动则病……足外反,此为阳厥;是少阳脉主治。(《阴阳十一脉灸经》)

——足厥阴之脉,系于足大趾丛毛之上,乘足胕上廉……(《阴阳十一脉灸经》)

——足少阴之脉,系于内踝之外廉……(《阴阳十一脉灸经》)

——气也者,利下而害上,从暖而去清焉;故圣人寒头而暖足,治病者取有余而益不足也;故气上而不下,则视有过之脉,当还而灸之,病甚,而上于还二寸益为一灸。(《脉法》)

——一方:伤痉者,择薤一把,以醇酒半斗煮沸,饮之,即温衣夹坐四旁,汗出到足,乃已。(《五十二病方》)

——婴儿索痉:索痉者,如产时居湿地久,其肯直而(缺一字)拘,痉挛难以伸,取封殖土治之,(缺二字)二,盐一,合挠而蒸,以遍熨直肯挛筋所;道头始,稍(缺一字)手足而已;熨寒(缺二字)复蒸,熨干更为。令。[马继兴释曰:"索痉……治疗

时可以取两份蚁穴周围小丘上的黄土研末(此处缺二字,不详)和食盐一份,混合搅拌,再放在火上蒸热。将这种温热的盐土进行温熨时要普遍地用于背部肌肉强直和肌肉痉挛的部位上,由头部开始,向节依次熨至手、足部而结束,如果这种盐土混合物逐渐冷却,就要继续将其蒸热后反复施用。此方灵验。](《五十二病方》)

——(癫病)一方:灸左足中指。(《五十二病方》)

——一方:血疽始发……令汗出到足,已。(《五十二病方》)

——一方:践而瘃者,燔地穿而入足,如食顷而已,即(缺一字)葱封之,若蒸葱熨之。(马继兴释:"足部冻疮方:可以先在地上挖一个坑,在坑内点火,使坑内温度上升,然后让患者把脚放进坑里,约吃一顿饭的时间即可,再用葱外敷在疮面,或把葱蒸后在冻疮局部作热熨。")(《五十二病方》)

二、《黄帝内经》论足与足心疗法

——地不满东南,故东南方阳也,两人左手足不如右强也。帝曰:何以然?岐伯曰:东方阳也,阳者其精并于上,并于上则上明而下虚,故使耳目聪明而手足不便也。西方阴也,阴者其精并于下,并于下则下盛而上虚,故其耳目不聪明而手足便也。(《素问·阴阳应象大论》)

——惟贤人上配天以养头,下象地以养足,中傍人事以养五脏。(《素问·阴阳应象大论》)

——太阴之后,名曰少阴,少阴根起于涌泉,名曰阴中之少阴。……太阴为开,厥阴为阖,少阴为枢。(《素问·阴阳离合论》)

——故人卧血归于肝,肝受血而能视,足受血而能步,掌受血而能握,指受血而能摄。卧出而风吹之,血……凝于足者为厥。(《素问·五脏生成》)

——肺病者,喘咳逆气,肩背痛,汗出,尻、阴、股、膝、髀……足皆痛。(《素问·脏气法时论》)

——热病始于足胫者。刺足阳明而汗出止。(《素问·刺热》)

——帝曰:热厥之为热也,必起于足下者何也?岐伯曰:阳气起于足五指之表,阴脉者集于足下而聚于足心,故阳气盛则足下热也。(《素问·厥论》)

——三阴俱逆,不得前后,使人手足寒,三日死。(《素问·厥论》)

——取足心者使之跪。(《素问·骨空论》)

——人有所堕坠,恶血留内,腹中满胀,不得前后,先饮利药,此上伤厥阴之脉,下伤少阴之络,刺足内踝之下,然骨之前血脉出血。(《素问·缪刺论》)

——邪客于手足少阴、太阴、足阳明之络,此五络皆会于耳中,上络左角。五络皆竭,令人身脉皆动,而形无知也,其状若尸,或曰尸厥。刺其足大指内侧爪甲上,

去端如韭叶,后刺足心……(《素问·缪刺论》)

——岁金太过,燥气流行……甚则喘咳逆气……足皆痛。(《素问·气交变大论》)

——阳明所至为鼽,尻……足病。(《素问·六元正纪大论》)

——岁阳明在泉,燥淫所胜……足外反热……(《素问·至真要大论》)

——太阴之胜,火气内郁……足下温……(《素问·至真要大论》)

——阴并于下,则足寒,足寒则胀也。(《素问·解精微论》)

——既明其升,必达其降也。升降之道,皆可先治也……火欲降而地玄窒抑之,降而不入,抑之郁发,散而可入,当折其所胜,可散其郁,当刺足少阴之所出(树中注:所出为井,即足少阴之井穴涌泉穴),刺足太阳之所入。(《素问·刺法论》)

——肝出于大敦,大敦者,足大指之端及三毛之中也,为井木……(《灵枢·本输》)

——脾出于隐白,隐白者,足大指之端内侧也,为井木……(《灵枢·本输》)

——肾出于涌泉,涌泉者,足心也,为井木;溜于然谷,然谷,然骨之下者也,为荥;注于太溪,太溪,内踝之后,跟骨之上,陷中者也,为输;行于复溜,复溜,上内踝二寸,动而不休,为经;入于阴谷,阴谷,辅骨之后,大筋之下,小筋之上也,按之应手,屈膝而得之,为合。足少阴经也。(《灵枢·本输》)

——膀胱出于至阴,至阴者,足小指之端也,为井金……(《灵枢·本输》)

——胆出于窍阴,窍阴者,足小指次指之端也,为井金……(《灵枢·本输》)

——胃出于厉兑,厉兑者,足大指内次指之端也,为井金……(《灵枢·本输》)

——清气在下者,言清湿地气之中人也,必从足始,故曰清气在下也。(《灵枢·小针解》)

——肾脉急为骨癫疾;微急为沉厥,奔豚,足不收,不得前后。(《灵枢·邪气藏腑病形》)

——少阴根于涌泉,结于廉泉……少阴为枢……枢折则脉有所结而不通,不通者,取之少阴,视有余不足。有结者,皆取之不足。(《灵枢·根结》)

——病在上者,下取之……病在头者,取之足;治病者,先治其病所从生者也。(《灵枢·终始》)

——肾足少阴之脉,起于小指之下,斜走足心,出于然谷之下,循内踝之后,别入跟中,以上踹内,出腘内廉,上股内后廉,贯脊属肾络膀胱;其直者,从肾上贯肝膈,入肺中,循喉咙,挟舌本;其支者,从肺出络心,注胸中。

是动则病:饥不欲食,面如漆柴,咳唾则有血,喝喝而喘,坐而欲起,目胨胨如无所见,心如悬若饥状;气不足则善恐,心惕惕如人将捕之,是为骨厥。

是主肾所生病者,口热舌干,咽肿,上气,嗌干及痛,烦心,心痛,黄疸,肠澼,脊骨内后廉痛,痿厥嗜卧,足下热而痛。为此诸病,盛则泻之,虚则补之,热而疾之,寒而留之,陷下则灸之,不盛不虚,以经取之。(《灵枢·经脉》)

——足少阴之筋,起于小指之下,并足太阴之筋,邪走内踝之下,结于踵……其病足下转筋……(《灵枢·经筋》)

——故气从太阴出,注手阳明,上行注足阳明……与太阴合……从脾注心中……合手太阳……合足太阳……循足心,至足少阴,上行注肾,从肾注心……循心主脉……合手少阳……散于三焦,从三焦注胆,出胁,注足少阳……合足厥阴,上行至肝,从肝注肺……复出太阴。此营气之所行也,逆须之常也。(《灵枢·营气》)

——邪在肾,则病骨痛,阴痹。阴痹者,按之而不得,腹胀,腰痛,大便难,肩、背、颈、项痛,时眩。取之涌泉、昆仑,视有血者,尽取之。(《灵枢·五邪》)

——少气,身漯漯也,言吸吸也,骨酸体重,懈惰不能动,补足少阴。短气,息短不属,动作气索,补足少阴,去血络也。(《灵枢·癫狂》)

——热病挟脐急痛,胸胁满,取之涌泉与阴陵泉。(《灵枢·热病》)

男子如蛊,女子如阻,身体腰脊如解,不欲饮食,先取涌泉见血,视跗上盛者,尽见血也。(《灵枢·热病》)

——厥气走喉而不能言,手足清,大便不利,取足少阴。(《灵枢·杂病》)

——嗌干,口中热如胶,取足少阴。(《灵枢·杂病》)

——腹满,大便不利,腹大,亦上走胸嗌,喘息喝喝然,取足少阴。(《灵枢·杂病》)

——心痛引腰脊,欲呕,取足少阴……心痛引背,不得息,刺足少阴。(《灵枢·杂病》)

——黄帝曰:人之涎下者,何气使然? 岐伯曰:饮食者,皆入于胃,胃中有热则虫动,虫动则胃缓,胃缓则廉泉开,故涎下。补足少阴。(《灵枢·口问》)

——足之三阳,从头走足;足之三阴,从足走腹。(《灵枢·逆须肥瘦》)

——冲脉者,十二经之海也,与少阴之大络,起于肾下,出于气街,循阴股内廉,邪入腘中,循胫骨内廉,并少阴之经,下入内踝之后,入足下。(《灵枢·动输》)

——治厥者,必先熨调和其经,掌与腋、肘与脚、项与脊以调之,火气已通,血脉乃行。然后视其病,脉淖泽者,刺而平之,坚紧者,破而散之,气下乃止,此所谓以解结者也……故厥在于足,宗气不下,脉中之血,凝而留止,弗之火调,弗能取之。(《灵枢·刺节真邪》)

——是故平旦阴尽,阳气出于目,目张则气上行于头,循项下足太阳,循背下至小指之端……其至于足也,入足心,出内踝下,行阴分,复合于目,故为一周。(《灵枢·卫气行》)

三、《华佗神医秘传》论足与足心疗法
汉·华佗元化撰　唐·孙思邈集

——华佗治背热如火神方:用生附子研末,水调敷两足心,立效。(卷四·华佗内科秘传)

——华佗治唇菌神方:患者唇一时翻突,肿起如菌,症极危急,宜速灸两手少商穴;并以蚯蚓十条,吴茱萸二钱,研末,加灰面少许,热醋调敷两足心,以布包裹,二三时更易,以愈为度。(卷四·华佗内科秘传)

——华佗治胎动冲心神方:吴茱萸研末,酒调敷脚心,胎安即洗去。(卷七·华佗产科秘传)

——华佗治逆生神方:以盐涂儿足底,又可急爪搔之,并以盐摩产妇腹上,即顺。(卷七·华佗产科秘传)

——华佗治小儿赤眼神方:黄连为末,水调敷足心,甚佳。(卷八·华佗儿科秘传)

——华佗治阴虚牙痛神方:生附子研末,口津调敷两足心,极效。(卷十二·华佗齿科秘传)

——华佗治秽疮初发神方:胆矾、白矾、水银各等份捣研,至水银不见星为度,入香油、唾津各少许拌匀。坐于帐内,取药涂两足心,以两手心对两足心摩擦良久;再涂再擦,旋即覆被安卧取汗,或俟大便,去垢出秽涎为度。每次强者需四钱,赢者二钱;续行三日,内服药同上条,并时行洗澡。(卷十六·华佗结毒科秘传)

——济北王阿母,自言足热而懑。臣意告曰:"热厥也。"则刺其足心各三所(即三壮也)。按之无出血,病旋已。病得之饮酒大醉也。

大醉者,至于四肢发风斑,或腹下脓疮累累。若用泻剂,中气愈虚,长热不退。刺其足心,以泄内热,诚捷诀也。予愿师事之。樊阿注。(卷二十二·华佗注仓公传)

四、《小品方》论足与足心疗法
南北朝·陈延之

(摘自《小品方新辑》,祝新年辑校,上海中医学院出版社1993年8月第1版)

——夫肾中有热者,病瘥后,足心皮喜剥脱去,头发秃落,是其证也。(要方第六卷治春夏温热病诸方辑自《外台》卷四)

——治妊娠欲去之,并断产方:……又方:附子二枚,捣为屑,以淳苦酒和涂右足,去之大良。(要方第七卷治妊胎诸方辑自《外台》卷三十四)树中注:上方"附

子"，《本草纲目》卷十七作"生附"；上方"右足"，《医心方》卷二十二作"左足心"，《本草纲目》卷十七作"右足心"。

——治逆产方：盐涂儿足底，又可急搔爪之，并以盐摩产妇腹上，即愈。

又方：盐和粉，涂儿两足下，即顺矣。

又方：取车毂中膏，画脐下及掌心。（要方第七卷治妊胎诸方辑自《外台》卷三十三）

——治漏腋，腋下及足心、手掌、阴下、股里，常如汗湿致臭，六物胡粉敷方：干枸杞根半两（15 克），干蔷薇根半两（15 克），干商陆根一两（30 克），胡粉一两（30 克），滑石一两（30 克），炙甘草半两（15 克）。右药捣，下筛，以苦酒和涂腋下，当微汗出，易衣复涂，著药不过三涂便愈，或更发更涂之。不可多敷，伤人腋；余外亦涂之。（要方第十卷治手足腋下股恒湿诸方辑自《外台》卷二十三）

五、《千金要方》论足与足心疗法
唐·孙思邈

——治逆生方：以盐涂儿足底，又可急搔之，并以盐摩产妇腹上，即愈。

又方：以盐和粉涂儿足下即顺。

又方：以手中指取釜底墨，交画儿足下，即顺生。

又方：取父名书儿足下，即顺生。

又方：取车毂中脂，书儿脚下及掌中。（卷二）

——治少小新生，肌肤幼弱，喜为风邪所中，身体壮热，或中大风，手足惊掣，五物甘草生摩膏方：

甘草、防风各一两（30 克），白术二十铢（一两）（30 克），雷丸二两半（三两）（75～90 克），桔梗二十铢（30 克）。

上，㕮咀，以不中水猪脂一斤，煎为膏，以煎药，微火上煎之，消息视稠浊，膏成去滓，取如弹丸大一枚，炙手以摩儿百遍，寒者更热，热者更寒。小儿虽无病，早起常以膏摩囟上及手足心，甚避风寒。（卷五）

——少小中客之为病，吐下青黄赤白汁，腹中痛，及反倒偃侧，喘似痫状，但目不上插，少睡耳，面变五色，其脉弦急。若失时不治，小久则难治矣。欲疗之方：

用豉数合，水拌令湿，捣熟，丸如鸡子大，以摩儿囟上、手足心各五六遍毕，以丸摩儿心及脐，上下行转摩之；食顷，破视其中，当有细毛，即掷丸道中，痛即止。（卷五）

——治小儿口疮不得吮乳方……又方：矾石，如鸡子大，置醋中，涂儿足下二七遍，愈。（卷五）

——治鼻出血不止方……又，灸涌泉二穴各百壮。（卷六）

——酒疸必小便不利，其候当心中热，足下热，是其证也。（卷六）

——黄疸之为病……足下热，此为女劳。（卷六）

——问曰：风毒中人，随处皆得，作病何偏著于脚也？答曰：夫人有五脏，心肺二脏，经络所起在手十指，肝肾与脾三脏，经络所起在足十趾。夫风毒之气，皆起于地，地之寒暑风湿，皆作蒸气，足当履之，所以风毒之中人也，必先中脚，久而不瘥，遍及四肢腹背头项也……故风毒中人……或先中足心，或先中足跗……初觉即灸所觉处三二十壮，因此而愈，不复发也。（卷七）

——辟温气，雄黄散方：雄黄五两(150克)，朱砂、菖蒲、鬼臼各二两(60克)。上四味，治下筛。以涂五心、额上、鼻人中及耳门。（卷九）

——治疟方：鳖甲方寸，乌贼骨二方寸，附子、甘草各一两（30克），恒山二两（60克）。上五味，㕮咀，以酒二升半渍之，露一宿，明日涂五心手足，过发时疟断；若不断，可饮一合许，瘥。（卷十）

——治小儿冷痢方……又方：捣蒜，敷两足下。

又方：赤小豆末，涂足下，日三，油和亦得。（卷十五）

——治霍乱转筋方……又方：车毂中脂，涂足心下，瘥。

转筋，灸涌泉六七壮，在足心下当拇指大筋上，又灸足大指下约中一壮。（卷二十）

——治漏腋，腋下及足心、手掌、阴下、股里常如汗湿臭者，六物敷方：干枸杞根、干蔷薇根、甘草各半两(15克)，商陆根、胡粉、滑石各一两(30克)。上件药，治下筛。以苦酒少少和涂，当微汗出，易衣更复涂之，不过三著便愈，或一岁复发，发复涂之。

又方：水银、胡粉。上二味，以面脂研和涂之，大良验。（卷二十四）

——涌泉，一名地冲，在足心陷中，屈足卷趾宛宛中。（卷二十九）

——涌泉，主风入腹中，少腹痛。

涌泉，主衄不止。

涌泉，主腰脊相引如解。

涌泉、然谷，主五趾尽痛，足不践地。

涌泉，主风入腹中。

卒尸厥……后刺足心。

涌泉，主喜喘喉痹，身热痛，脊胁相引，忽忽喜忘，阴痹腹胀，腰痛，大便难，肩背颈项痛，时眩，男子如盅，女子如阻，身体腰脊如解，不欲食，喘逆，足下清至膝，咽中痛，不可纳食，暗不能言，小便不利，小腹痛，风入肠中，癫疾，挟脊痛急，胸胁柱满，痛衄不止，五疝，指端尽痛，足不践地。凡此诸疾皆主之。

女子无子,咳而短气,刺涌泉入三分,灸三壮。在足心陷者中。

涌泉、阴谷,主男子如蛊,女子如阻,身体腰脊如解,不欲食。(卷三十)

六、《世医得效方》论足与足心疗法
元·危亦林

——衄血方:……又方:大蒜煨香,取三瓣研敷脚底,鼻中有蒜气即去之。(卷之七·失血)

——黄土散:治小儿卒客忤。灶中黄土,右研匀,和水涂儿头上及五心良。(卷之七·夜啼)

——(小儿口疮)贴药吴茱萸末,醋调贴两脚心,移时即愈,药性虽热,能引热就下,至良。

又方:天南星、密陀僧为末,治口疮不能吮乳,醋调贴两脚心,效即洗去。热加薄荷水拭口内。

又方:生硫磺为末,新汲水调贴手心脚心,效即洗去。(卷十二·口疮)

——趁风膏:治手足中风偏废不举。穿山甲(左瘫用左足,右瘫用右足)、红海蛤(如棋子大)、大川乌头(生用)各二两(60克)。右为末,每用半两(15克),捣葱白汁和成厚饼,约径一寸半,贴在所患一边脚中心,用旧绢紧缚定,于无风密室中,椅子上坐,用汤一盆,将贴药脚于盆内浸,仍用人扶病人,恐汗出不能支持,候汗出即急去了药。汗欲出、身麻木、得汗周遍为妙。切宜避风,自然手足可举。如病未尽除,半月二十日以后,再依此法用一次,自除其根,仍服治风补理药,远欲以自养。(卷十三·风科通治)

——如圣膏:治难产胎衣不下,及生产数日,并死胎不下者效。右用蓖麻子一两(30克),去壳,雄黄二钱(6克),研细,成膏。涂母右脚心,才下即速洗去,不洗则肠出,用此膏子涂顶上,肠自入,如圣之妙。(卷十四·保产)

——(赤眼)黄连为末,水调贴脚心,其赤自退。(卷十六·眼科热证)

——吴茱萸散:治口疮及咽痛。地龙(炙去土)、吴茱萸(去浮者)各等份。右为末,米醋入生面调涂足心,神效。

贴足方:右以吴茱萸为末,水调傅足心,效。最宜治小儿口疮不能服药者,一贴而愈。

濯足法:治下虚上壅,口舌生疮。右以白矾为末,用汤化以濯足。(卷十七·口病)

七、《本草纲目》论足与足心疗法
明·李时珍

——蜜蜡:暴风身冷如瘫,化贴并裹手足。(卷三·诸风)

——霍乱……东流水、井泉水饮之,仍浸两足……

南星:吐泻厥逆,不省人事,为末,姜枣同煎服,仍以醋调贴足心……

胡蒜:转筋,捣贴足心。(卷三·霍乱)

——泄泻……大蒜贴两足心,亦可贴脐。

赤小豆酒调,贴足心。(卷三·泄泻)

——痢……黄丹同蒜捣封脐,仍贴足心。(卷三·痢)

——脚气……蓖麻仁,同苏合香丸贴足心,痛即止。

木瓜,袋盛踏之。

樟脑、柳花、治鸟巢、萝卜花,并藉鞋靴。

木狗皮、豺皮、鹿皮,并裹足。

荆叶,蒸热卧之,取汗;烧烟熏涌泉穴。(卷三·脚气)

——转筋……羊毛,醋煮裹脚。

车毂中脂,涂足心。(卷三·转筋)

——吐血、衄血……大蒜贴足心。(卷三·吐血衄血)

——眼目赤肿……黄连……水调贴足心。

胡黄连,小儿贴足心。

干姜……末,贴足心。

——口糜……生南星或加草乌,或加黄柏;生半夏、生附子、吴茱萸,或加地龙;密陀僧、汤瓶碱并醋调贴足心。

生硫磺、生矾、硝石,俱水入少面调,贴足心。

黄连同黄芩、黄柏,水调,贴足心。

白矾,化汤濯足。(卷四·口舌)

——乌头:远行足肿,同细辛掺鞋内。

牛皮胶:足底木硬,同姜汁、南星末调涂,烘之。

食盐:手足心毒,同椒末,醋调。

——产难……蓖麻仁,捣贴足心。

食盐,涂儿足,并母腹。(卷四·产难)

——囟陷……半夏涂足心。

囟肿,黄柏水和,贴足心。

流涎……天南星,水调贴足。(卷四·小儿初生诸病)

——惊痫……丹砂:色赤入心,安神除热。月内惊风欲死,涂五心。

白玉,同寒水石涂足心,止惊啼。

老鸦蒜,同车前子末,水调贴手足心,主急惊。(卷四·惊痫)

——老鸦蒜:主急惊,同车前子末,水调贴手足心。

白玉:小儿惊啼,同寒水石涂足心。(卷四·小儿惊痫)

——小儿诸惊,仰向后者,灯火焠其囟门、两眉际之上下。眼翻不下者,焠其脐之上下。不省人事者,焠其手足心、心之上下。手拳不开目往上者,焠其顶心、两手心。撮口出白沫者,焠其口上下、手足心。小儿惊风秘诀。(卷六·灯火)

——脚心肿痛,因久行久立致者,以水和蚯蚓粪厚敷,一夕即愈。永类铃方。(卷七·蚯蚓粪)

——妇人逆产,真丹涂儿足下。集验方。(卷八·铅丹)

——小儿口疮,不能吮乳,密陀僧末,醋调涂足心,疮愈洗去。蔡医博方也。黎居士简易方。(卷八·密陀僧)

——初生锁肚,证由胎中热毒,结于肛门,儿生之后,闭而不通三日者。急令妇人唾儿前后心手足心并脐七处,四五次……全幼心鉴。(卷九·水银粉)

——杨梅毒疮……又方:胆矾、白矾、水银各三钱半(10.5克),研不见星,入香油、津唾各少许,和匀,坐帐内,取药涂两足心,以两手心对足心摩擦,良久再涂再擦,尽即卧。汗出,或大便去垢,口出秽涎为验。每一次,强者用四钱(12克),弱者二钱(6克),连用三日。外服疏风散,并澡洗。刘氏经验方。(卷十·石胆)

——一切脚气,盐三升,蒸热分裹,近壁,以脚踏之,令脚心热。又和槐白皮蒸之,尤良,夜夜用之。食疗本草。

妊娠逆生,盐摩产妇腹,并涂儿足底,仍急爪搔之。千金方。

手足心毒,风气毒肿,盐末、椒末等份,酢合,敷之,立瘥。肘后方。(卷十一·食盐)

——小儿口疮糜烂,生硫磺水调,涂手心、足心,效即洗去。危氏得效方。(卷十一·石硫磺)

——小儿舌疮,饮乳不得,白矾和鸡蛋置醋中,涂儿足底,二七日愈。千金方。(卷十一·矾石)

——汤瓶内硷……又小儿口疮,卧时以醋调末,书十字两足心,验。时珍。(卷十一·汤瓶内硷)

——重舌鹅口,白及末,乳汁调涂足心。圣惠。(卷十二·白及)

——小儿赤眼,水调黄连末,贴足心,甚妙。全幼心鉴。(卷十三·黄连)

——婴儿赤目,茶调胡黄连末,涂手足心,即愈。济急仙方。(卷十三·胡黄连)

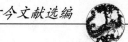

——小儿惊风，大叫一声即死者，名老鸦惊，以散麻缠往胁下，及手心足心，以灯火爆之。用老鸦蒜晒干、车前子等份，为末，水调贴手足心。仍以灯心焠手足心，及肩膊眉心鼻心，即醒也。王日新小儿方。（卷十三·石蒜）

——小儿截惊，以芭蕉汁、薄荷汁煎匀，涂头顶，留囟门；涂四肢，留手足心勿涂，甚效。邓笔峰杂兴。（卷十五·甘蕉）

——蓖麻……涂手足心，催生。

脚气作痛，蓖麻子七粒，去壳研烂，同苏合香丸贴足心，痛即止也。外台秘要。

催生下胎，崔元亮海上集验方：取蓖麻子七粒，去壳研膏，涂脚心。若胎及衣下，便速洗去，不尔则肠出，即以此膏涂顶，则肠自入也。

催生下胎，不拘生胎死胎，蓖麻二个，巴豆一个，麝香一分（0.3克），研贴脐中并足心。（卷十七·蓖麻）

——鼻渊脑泄，生附子末、葱涎和如泥，敷涌泉穴。普济方。

久患口疮，生附子为末，醋、面调贴足心，男左女右，日再换之。经验后方。

虚火背热，虚火上行，背内热如火炙者，附子末，津调，涂涌泉穴。摘玄方。

断产下胎，生附子为末，淳苦酒和涂右足心，胎下去之。小品方。

足钉怪病，两足心凸肿，上生黑豆疮，硬如钉，胫骨生碎孔，髓流出，身发寒颤，惟思饮酒，此是肝肾冷热相吞。用炮川乌头末敷之，内服韭子汤，效。夏氏奇疾方。

老幼口疮，乌头尖一个，天南星一个，研末，姜汁和涂足心，男左女右，不过二三次即愈。（卷十七·附子）

——远行脚肿，草乌、细辛、防风等份，为末掺鞋底内；如草鞋以水微湿掺之，用之可行千里，甚妙。经验。

虚壅口疮，满口连舌者，草乌一个，南星一个，生姜一大块，为末，睡时以醋调涂手心足心；或以草乌头、吴茱萸等份，为末，蜜调涂足心。本事方。（卷十七·乌头）

——吐泻不止……又方：醋调南星末，贴足心。普济方。

小儿口疮，白屑如鹅口，不需服药，以生天南星去皮脐，研末，醋调涂足心，男左女右。阎孝忠集效方。（卷十七·天南星）

——产难催生……外以蓖麻子随年数捣涂足心。集简方。（卷十七·凤仙）

——小儿发热，不拘风寒、饮食、时行、痘疹，并宜用之。以葱涎入香油内，手指蘸油摩擦小儿五心、头面、项背诸处，最能解毒凉肌，直指。（卷二十二·胡麻）

——小儿寒热，恶气中人，以湿豉研丸鸡子大，以摩腮上及手足心六七遍，又摩心、脐上，旋旋咒之了，破鼓丸看有细毛，弃道中，即便瘥也。食医心镜。（卷二十五·大豆豉）

——干湿霍乱转筋，用大蒜捣涂足心，立愈。永类钤方。

泄泻暴痢，大蒜捣贴两足心；亦可贴脐中。千金方。

鼻衄不止，服药不应，用蒜一枚，去皮研如泥，作钱大饼子，厚一豆许，左鼻血出，贴左脚心；右鼻血出，贴右脚心；两鼻俱出，俱贴之，立瘥。简便济众方。

脑泻鼻渊，大蒜切片贴足心，取效止。摘玄方。

脚肚转筋，大蒜擦足心令热，即安；仍以冷水食一瓣。摄生方。（卷二十六·葫）

——防痘入目，白芥子末，水调涂足心，引毒归下，令疮疹不入目，全幼心鉴。（卷二十六·白芥）

——脚气走痛，萝卜煎汤洗之，仍以萝卜晒干为末，铺袜内。圣济总录。（卷二十六·莱菔）

——赤眼涩痛，白姜末，水调贴足心，甚妙。普济方。

——手足心肿，乃风也，椒、盐末等份，醋和敷之，良。肘后方。（卷三十二·秦椒）

——寒湿脚气，川椒二三升，疏布囊盛之，日以踏脚，贵人所用。大全良方。（卷三十二·蜀椒）

——又咽喉口舌生疮者，以茱萸末醋调贴两足心，移夜便愈，其性虽热，而能引热下行，盖亦从治之义。

伤寒四肢逆冷，用茱萸一升，酒拌湿，绢袋二个，包蒸极热，更互熨足心，候气透，痛亦即止，累有效。圣惠方。

口疮口疳，茱萸末，醋调涂足心，一夕愈。集简方。（卷三十二·吴茱萸）

——脚上转筋，刘禹锡传信方：用蜡半斤销之，涂旧绢帛上，随患大小阔狭，乘热缠脚，须当脚心，便着袜裹之，冷即易，仍贴两手心。图经。

暴风身冷：暴风，通身冰冷如瘫痪者，用上方法，随所患大小阔狭摊贴，并裹手足心。

风毒惊悸，同上方法。（卷三十九·蜜蜡）

——中风瘫痪，手足不举，用穿山甲（左瘫用右甲，右瘫用左甲，炮熟）、大川乌头（炮熟）、红海蛤（如棋子大者）各二两（60克），为末，每用半两（15克），捣葱白汁和成厚饼，径寸半，随左右贴脚心，缚定，密室安坐，以贴药脚浸热汤盆中，待身麻汗出，急去药。宜谨避风，自然手足可举。半月再行一次，除根。忌口，远色，调养。亦治诸风疾。卫生宝鉴。（卷四十三·鲮鲤）

——大小口疮，蛇蜕皮水浸软，拭口内一二遍，即愈。仍以药贴足心。婴孩宝鉴。

济生秘览：治逆生须臾不救，用蛇蜕一具，蝉蜕十四个，头发一握，并烧存性，分二服，酒下。仍以小针刺儿足心三七下，擦盐少许，即生。（卷四十三·蛇蜕）

——小儿疳痢，羸瘦多睡，坐则闭目，食不下，用蚺蛇胆豆许二枚，煮通草汁研化，并涂五心、下部。杨氏产乳。（卷四十三·蚺蛇）

——寒湿脚疼气不可忍，用团鱼二个，水二斗，煮一斗，去鱼取汁，加苍耳、苍

术、寻风藤各半斤,煎至七升,去渣,以盆盛熏蒸,待温浸洗,神效。乾坤生意。(卷四十五·鳖)

——(真珠)涂手足,去皮肤逆胪。(卷四十六·真珠)

——伤寒汗出不彻,手足掯者,用海蛤、川乌头各一两(30克),穿山甲二两(60克),为末,酒丸如弹子大,捏扁,置所患足心下,别劈葱白盖药,以帛扎定,于暖室中热水浸脚至膝上,水冷又添,候遍身汗出为度,凡一二日一作,以知为度。(卷四十六·海蛤)

——手足肿痛,伤寒时气,毒攻手足,肿痛欲断,生牛肉裹之,肿消痛止。范汪方。(卷五十·牛)

——脚底木硬,牛皮胶、生姜汁化开,调南星末涂上,烘物熨之。(卷五十·黄明胶)

八、《集验良方》论足与足心疗法
清·梁文科辑
清·年希尧增辑

——治脚汗不止,用白矾一两,水煎洗脚。又用杨花铺鞋底及袜内穿之。(卷三·盗汗门)

——治鼻血不止:山西毛头纸一张,四折铺于顶上,将水湿透,用熨斗熨之。独头蒜切开,贴于脚心即愈。右鼻贴右,左鼻贴左。又用线扎中指根,左鼻扎左,右鼻扎右。(卷三·血症门)

九、《急救广生集》论足与足心疗法
清·程鹏程

——先秋养阴法:每日闭目冥心而坐,心注肺中,咽津送下丹田者十二口,以双手攀足心者三次,俟气定,再如前咽津,送下丹田者七口而后止,永无燥热之病。

——先冬养阳法:每日五更坐起,心中注定两肾,口中候有津水,送下丹田者三口,不必漱津,以手擦足心,火热而后已;再送津三口至丹田,再睡,永无伤寒之症,而长生之法,亦在其中矣。长夏不必更有方法。俱石室秘录。(卷一)

——擦足:每晚上床时,用一手握指,一手擦足心,如多至千数,少至百数,觉足心热,将足指微微转动,二足更番摩擦。盖涌泉穴在两足心内,摩热睡下,最能固精融血,康健延寿,益人之功甚多。(卷一)

——十二段动功……擦涌泉穴:用手抱住左脚,以右手心擦左脚心三十六次,换转右脚,如前行。(卷一)

——涌泉二穴,精气所生之处,寝时宜擦干遍。(卷一)

——喉肿闭塞,勺水不能下:附子一个,破故纸五钱(15克),共研末,调如糊作膏,布摊如膏药,大如茶钟,贴脚心中央,以火烘之,一时辰,喉即宽而开一线路,可以服药。雷公活人录。(卷二)

——手足心肿,乃风也。椒、盐末等份,醋和,敷之,良。肘后方。(卷二)

——心腹疼痛……一方:用大蒜捣烂,涂足心,即愈。千金方。(卷二)

——脚心肿痛,因久行久立致者,以水和地龙粪厚敷,一夕愈。永类钤方。

女人束脚止痛:用荞麦秆浓煎汤,加枯矾少许,浸足几次,束缚,可即止痛。多能集。(卷二)

——虚火背热:虚火上行,背内热如火炙者,附子末津调,涂涌泉穴。摘玄方。(卷二)

——衄血不止……一方:用新汲水,随左右洗足即止,屡试有效。叶氏摘玄方。(卷二)

——(伤寒)速解法:凡患伤寒,元气不足,汗不能出,又不能大表者,用老生姜八两(240克),切片,舂碎炒热;用绵裹姜,用两人每持一团,与病人先擦两手心、两脚心,后擦前心、背心,如冷再换热姜,得身上火热,自然寒气逼出,或即汗,或发细细红累即愈。秘方集验。(卷二)

——霍乱急救法……研生蒜涂脚掌心,虽昏危入腹者,亦效。证治汇补。(卷二)

——泄泻暴痢,大蒜捣,贴两足心,亦可贴脐中,即愈。千金翼。(卷二)

——治痢仙方:茜草一握,煎水,洗两足底即愈。奇方类编。(卷二)

——足钉异疾:两足心凸肿,上生黑豆,疮硬如疔;胫骨生碎孔,髓流出,身发寒颤,惟思饮酒,此是肝肾冷热相吞。用炮川乌头敷之。夏子益奇疾方。

脚底木硬:牛皮胶、生姜汁化开,调南星末涂,上烘物熨之。笔峰杂兴。(卷四)

——催生方……一方:用蓖麻子研,敷产妇手足心,产毕速拭去。或以两手各执一枚,立下。慈惠小编。

催生下胎,不拘生胎死胎。蓖麻子、巴豆各二粒,麝香一分(0.3克),研贴脐中并足心。集简方。(卷五)

——小儿初生,两目红赤,肿烂不开……一方:用生南星、生大黄各等份,为末,醋调,涂儿两足心亦愈,不拘月内或月外,皆可用。同上(树中注:指《邵氏传方》)。(卷六)

——(小儿初生)不大便:由胎下热毒,结于肛门,大便遂致闭塞。急令妇人以温水漱口,吸咂儿前后心、手足心并脐下,共七处,以皮见红赤为度,须臾自通。同上(树中注:指《保幼良方》)。(卷六)

——初生儿惊:初生,惊风欲死,朱砂磨新汲水涂手足心即愈。斗门方。

月内惊似中风,朱砂研末,水调,涂心口、两手心、两足心五处,即愈。传家宝。

老鸦惊:大叫一声就死者,名老鸦惊。用散麻缠住胁下及手心、足心,以灯火爆之。王日新小儿方。

一切诸惊,仰向后者,灯火焠其囟门、两眉、脐之上下;眼翻不下者,焠其脐之上下;手背拳不开,口往上者,焠其顶心、两手心;撮口,出白沫者,其口上下、手足心。惊风集验。(卷六)

——走马牙疳……一方:用天南星末,醋调,涂足底心。抱乙子方。(卷六)

——赤肿,胡黄连浸人乳点之,小儿涂足心。同上(树中注:指《眼科录要》)。(卷九)

——厥逆,吴茱萸一两(30克),为末,以面五钱(15克),用水调成厚糊一般,取布如钟口大,摊成膏,膏滋厚半分,贴涌泉穴内,即手足不逆。石室秘录。(卷九)

——鼻血不止,用蒜一枚去皮,研泥作饼,如铜钱大,左鼻出贴左足心;右鼻出贴右足心;左右俱出,贴两足心,立瘥。仓猝未便,以热汤浸两足亦验。简要集众方。(卷九)

——妇人月内患眼,黄连为末,水调揸足心。广利方。

一方:以姜汁调白矾末,搽足心。深师方。

月内眼痛,大黄六分(1.8克),天南星四分(1.2克),共为末,以醋调和。左眼痛涂右足心,右眼痛涂左足心,觉口中有药气为妙。卫生备要。(卷九)

——惊风贴脚底治法:用半夏一钱(3克),麝香少许,共末,用鸡蛋清调,涂脚底心,神效。(卷九)

十、《验方新编》论足与足心疗法

清·鲍相璈

清·梅启照增辑

——鼻衄不止……又:独蒜切开,贴手脚心即止,左鼻贴左,右鼻贴右。

又:以盐汤水温浸两足。

又:大蒜两个捣敷足心,左患贴右足心,右患贴左足心,两鼻出血,两足心并贴,极效。兼治虚火上升,眼目肿胀。(新增卷十七)

——舌腐溃烂:如舌破溃烂,疼痛异常,饮食难进者,用地龙十条,即曲鳝,吴茱萸五分(1.5克),共研,和生面少许,醋调敷两足心,以绢缚之,立效如神。

治嘴烂极凶者,生大黄三钱(9克),丁香十粒,绿豆二钱(6克),研细,开水调敷两足心。(新增卷十七)

——火眼初发……又方:用生地捣烂贴两足心。并治小儿火眼尤验。(新增卷

十七）

——脚肚转筋疼痛欲绝：用大蒜擦足心，令其热即安；仍以冷水食蒜一瓣，自愈。

腿转筋入腹，若不急治，痛冲上心则不救，以卷十八木瓜、吴茱萸、食盐，此方最效。并将大蒜捣敷足心。（新增卷十九）

——脚气肿痛，樟脑二两（60克），乌头三两（90克），共研末，醋糊为丸如弹子大。每置一丸于足心下，以微火烘之，以被围盖，汗出如涎，立效。

干脚气痛不可忍者……又方：用硫磺少许，同艾叶研烂，以纸包放脚心，再用布包住，走步见汗，肿消痛止，已经效验。（新增卷十九）

——脚底板红肿热痛，名为脚隐。大蒜头量用多少，和盐捣烂，敷过一夜，次日即愈。

——又方：用何首乌研末，以醋调敷足底，再用熨斗火烙之，自愈。（新增卷十九）

——脚底无故开裂，黄柏研末，和猪脊研如膏，敷患处；或以牛脊髓搽亦可。

竹木石砂陷入脚底红肿疼痛，先将脚洗净拭干，用田螺数个，捣烂敷，过一夜即愈。

瓷锋嵌入脚板方：用三角白果去壳衣，浸菜油内，捣饼贴之，两日即愈。（新增卷十九）

——小儿口疮鹅口……外用麝香一分（0.3克），吴茱萸二分（0.6克），巴豆一粒，去壳，蓖麻子二粒，去壳，鲜生地三钱（9克）。共捣如泥，贴两足底涌泉穴（即足心），用帛扎一周时即愈。无论何项口疮、口病，以及重舌，外敷之方，总可通用，均极效验。

又，口舌生疮方：用吴茱萸研末，醋调贴两足心，过夜即愈。

又方：明矾、厨房中灰尘吊各等份为末，鸡蛋清调和成饼，敷两足心，布包过夜，愈后洗去。

又，口疮不能吮乳方：密陀僧，用生米醋调涂两足心，愈即洗去。（新增卷十九）

——小儿夜啼……外治以灶心土、蚯蚓泥等份，为末，水调，涂儿头顶及足心上为妙。（新增卷十九）

——又，小儿囟陷，用半夏末，水敷足心，自愈。

又，小儿囟填，谓囟门肿起也。用黄柏末，水调敷足心，即消。（新增卷十九）

——小儿呕吐泄泻……又方：糯米粉三钱（9克），用鸡蛋清调摊纸上贴囟门，泻止去药。如呕吐不止，亦用此方贴脚心，其吐即止，神效。（新增卷十九）

——小儿痢疾……又方：用桐叶煎汤，洗足三五次，均极神效。（新增卷十九）

——小儿急惊风……又方：杏仁、桃仁、糯米、胡椒各七粒，栀子七个。共捣烂，用鸡蛋清调罗飞面敷小儿脚底心,男左女右,过一夜,次日脚底甚黑,即愈。

又方:黄栀子、鸡蛋清、飞罗面、连须葱白,共和捣数百下,敷脐下及手足心。

又方:朱砂,用新汲水研涂顶心、前后心、手足心,均极神效。(新增卷十九)

——异传经验稀痘奇方:蓖麻(拣肥大者)30粒,去壳去衣,朱砂(拣明透者)一钱(3克),麝香五厘(0.15克)。先将朱砂、麝香研极细末,后入蓖麻子,共研成膏,于五月五日午时,擦小儿头顶心、前心、背心、两手心、两脚心、两臂弯、两脚弯、两胁,共十三处,俱要擦到,不可缺少,擦如钱大,勿使药有余剩,擦完不可洗动,听其自落。擦过一年,出痘极轻,次年端午再擦,出痘稂数粒,三年端午再擦,永不出痘。如未过周岁小儿于七月七日、九月九日依法擦之更妙,男女皆同。传方之家不出天花,今已十三世矣。(新增卷十九)

——阴阳痧绞肠痧霍乱等症,用食盐一握,揉擦两手腕、两胁、两足心并心窝、背心八处,擦出许多紫红点,渐觉松快即愈。一切寒痧、热痧、中暑、霍乱等症第一简便良方,亦急救之妙法也。(新增卷十九)

十一、《奇效简便良方》论足与足心疗法
清·丁尧臣

——口疮口疳喉痛,茱萸末,醋调敷足心。

鼻血不止,柏子烧灰,冲酒服,再用甘草捣烂,敷足心,男左女右。

又方:用大蒜一个,去皮,研如泥,作饼如钱大,左鼻出血贴左足心;右则贴右;两鼻出血贴两足心。(卷一·口鼻)

——舌溃烂,吴茱萸四钱(12克),研末,好热醋调敷两脚心,用布捆好,对时一换,甚效。(卷一·喉舌齿牙)

——行路足底起泡,生白面,水调涂一夕愈。或萝卜子炒研,和白矾末铺鞋底,行路远不痛。(卷二·四肢)

——手足心忽肿,或痛或不痛,或烂或不烂,此名穿掌,又名擎疽,又曰托盘。生附子切片,贴之,煎水泡更妙,数日后不痛者必然作痛、作痒,切不可用手抓;仍用附子水泡之;或附子切片,加轻粉一分贴之必愈。

又方:溏鸡粪涂;或鲜桑叶捣敷;或花椒、盐末,醋和敷。已破者勿用。(卷二·四肢)

——脚气肿痛:盐二斤,炒热包裹痛处,另用一包以脚踏之,冷则随换,夜夜用之,以脚心热透为度。加槐白皮同炒尤妙。(卷二·四肢)

脚底疮有细孔,日久不愈,名蚁病,名鼠瘘。穿山甲十四片,烧研末,猪油和敷。

脚底皮肉生泡,痛难行走,宜略去老皮,用生草乌酒磨敷,立愈。

脚底木硬,牛皮胶,用生姜汁化开,调南星末涂上,烘物熨之。

脚底开裂,白芨,刮取细末,口水调敷,立效。

手足底心烂如蚁窝,鹅掌皮,煅末糁;如无,鸭掌亦可。(卷二·四肢)

除疟(凡人向有此症者):每年初、中、末三伏日,用生姜一斤打碎,煎汤滚透,先熏后浴,以姜擦膝头、两腕、小腿肚、脚心,至水冷为度,永除根矣。(卷二·杂症)

——孕妇目鼻咽喉唇口诸病:吴茱萸五钱(15 克),研末,好温醋调敷两足心,用布包好,过一日夜,足心觉热即愈;如未愈,连换数次必瘥。(卷三·胎产)

——急慢惊风,杏仁、桃仁、黄栀子各七个,共研烂,加烧酒、鸡子清、白干面,量小孩年纪作丸如元宵大小,置手足心,男左女右,切勿错,用布条扎紧,一周时手足心皆青蓝色则愈。(卷三·小儿)

——囟门肿大,黄柏末水调,贴两足心。(卷三·小儿)

——痘出稀疏,但呕吐不止,药不能入者:白芥子末,酒调敷足心,男左女右,如指头大一块敷一二时,吐止即去之,久则恐生泡也。

两足无痘及足冷:熟附子,捣烂,唾津调,敷两足心一二时。

防痘入目(痘密者)……或白芥子末,水调涂足心,引毒从大小便出。(卷三·痘疹)

——绞肠痧心腹痛:大蒜,捣烂,涂足心即愈。(卷三·痧症霍乱)

十二、《理瀹骈文》论足与足心贴药疗法
清·吴师机

——膏药治太阳经外感,初起以膏贴两太阳(头痛本穴)、风池、风门(疏通来路)、膻中穴,更用药敷天庭,熏头面、腿弯,擦前胸、后背、两手心、两足心(皆取汗),分杀其势,即从刺法推出:诸经可仿此推。若脏腑病,则视病所在,上贴心口,中贴脐眼,下贴丹田;或兼贴心俞与心口对,命门与脐眼对,足心与丹田应。

——再下焦之病有摩腰法……足心诸法(涌泉穴。凡治下部肝肾之病,皆宜贴足心。又引热下行,如衄血、吐血、水泻、噤口痢、赤眼、牙痛、耳痛、喉风、口疳等症,又假阳症皆宜用附子、吴萸、川乌等药敷足心,或微火烘之;亦有贴大蒜片者;又有囊盛川椒踏者,浸热汤者;亦有加牛膝、蚓泥为导者。治孕妇热症保胎,用凉药敷脐下,并用井泥涂足心,云胜用罩胎饮。治阳虚者,古有涌泉膏。又缩阳有擦足心法,皆见文中)。

——汗有数法,擦天庭,熏头面,熏腿弯,揉脐腹或胸口、背心、两手心、两臂弯、两足心,或浸脚,或浴身,皆可煎汤为之。

——治肾水挟脚凌心,矾石汤浸足,矾石能却水,此啬以收之之法也。

——阴寒多属肾经,附子烧酒浸透贴足心,俟腹中有声则风寒散矣,寒从足心入,此亦治本之法也。

——临卧濯足,三阴皆起于足,指寒又从足心入,濯之所以温阴而却寒也。

——伤寒感冒……又令两人各持关姜渣一团擦两手足心、两臂弯、前胸后背,得汗解。

——若两足痛如刀割,不红肿者,生姜蘸香油擦,随用生姜烧热捣烂敷之。

——健阳丹,亦名回春丹,治伤寒阴症,用胡椒、枯矾、火硝、黄丹各一钱(3克),丁香五分(1.5克)……按治落头疽、骨槽风、耳后锐毒、阴对口、阴发背、乳岩、恶核、石疽、失荣、鹤膝风、鱼口、便毒、瘰疬、流注、诸阴疽,即前健阳丹去丁香易麝香,用胡椒一两(30克),明矾、火硝、黄丹各三钱(9克),麝香一钱(3克),蜜调作两丸,病在左握左手,在右握右手,在中分男左女右;若病在腰以下,缚脚心,亦分左、右、中,布扎不松不紧,不可移动,六时一换;不论如何肿痛溃烂,数丸总能收口生肌。用过丸埋土中,忌口并房事一年。此蒙古名医秘方,贵重无价,其实亦即阴症之方而推之耳。

——若下真寒上假热证,不敢用八味丸,先用力擦其足心令热,以吴萸、附子、飞面、麝香调敷涌泉穴,引热下行,则下一身热而上部之火自熄矣。凡虚火上炎症及逼阳于上之假症与一切疑症,皆当仿此推用。

——衄血……蒜泥裹足,引热下行并治衄。

——伤寒汗出不均,腹背手足搐搦,用川乌、海蛤、炮山甲各一两(30克),酒丸弹大置足心,别劈葱白盖药,帛缠,热水浸脚至膝取汗。并治中风,手足不遂及风湿脚气等症。须避风。

——(中风)逆冷,南星、川乌,同黄蜡融化摊手足心,并治惊悸。

——寒湿,乌头、樟脑,醋丸贴足心,微火烘汗;或蓖麻、苏合丸贴;人言煮,入毡片收干贴。

——脚气上冲……川椒盛囊踏足下,或附子贴足心;脚气从足心入,宜按摩。

——转筋……或蒜泥,或加黄蜡涂足心;南星、醋涂足心。

——泻不止,艾一斤坐身下,火烘脚。

——火盛者(如头目赤肿,口渴呕哕,气逆吐血等)引火,涌泉(足心穴)(凡火盛不能骤用寒凉,又不可纯用寒凉)附子末津调涂足心,引热下行至妙;虚火、假火亦可用。通治实火,大黄、当归、生地各二两(60克),黄柏、黄芩、黄连、川芎、柴胡、干葛、薄荷、连翘、赤芍、栀子、知母、黑丑各一两(30克),犀角片、羚角片各三钱(9克),麻油熬,黄丹收,石膏、滑石各四两(120克)搅。一有生甘草;兼滋其肾(风火炽盛,当用元参、生地滋水;阴火上冲,宜用黄柏末涂脐下),火衰者(凡命门火衰,真阳上浮者,宜用附、桂)补火求龙、涌泉膏:用海龙或海马一对,附子一两(30克),

零陵香、穿山甲、锁阳各三钱(9克),油熬黄丹收,槐枝搅,下阳起石、冬虫夏草末、高丽参、川椒、丁香搅匀,敷足心。少年勿用,徒起泡无益也。一用海马、鹿茸、人参、大茴、苁蓉、熟地、地龙、麻油熬,黄丹收,沉香、肉桂掺贴同。

——又小儿夜啼,朱砂水磨涂心口、手足心。

——控涎丹:治风痰、热痰、湿痰、食积痰及痰饮、流注、痰毒等症,惟阴虚之痰及冷痰勿用。苍术、生南星、生半夏、甘遂各二两(60克),白术、芫花、大戟、大黄、葶苈、黄柏、黄芩、黄连、栀子、枳实、陈皮、青皮、香附、灵脂各一两(30克),连翘、桔梗、薄荷、白芷、赤苓、川芎、当归、前胡、郁金、栝楼、槟榔、灵仙、羌活、防风、苏子、皂角、明矾、白芥子、萝附子、僵蚕、全蝎、大鳖仁、延胡、细辛、菖蒲、雄黄各七钱(21克),白附子、草乌、大香、官桂、黑丑、吴茱萸、巴仁、红花、干姜、厚朴、轻粉、炮甲各四钱(12克),研,姜汁、竹沥各一碗,牛胶一两(30克),水煎和丸,朱衣。临用姜汁化开,擦胸背手足心,痰自下。

——又,《千金方》:"膏肓、三里、涌泉三处,百病皆治。"膏药亦同。

——按老人清涕,有大蒜捣贴足心法。

——(目疾)小儿用胡黄连、人乳敷足心。

——拳毛倒睫……或草乌、南星、干姜、桂枝涂足心。

——凡舌病用凉药不效者,中气不足,虚火上炎也。宜理中膏贴胸,附子涂足。又,舌腐烂者,生蚓、吴萸、醋和飞面,涂足心,并治咽痛。又,治大人、小儿烂嘴凶极者,大黄三钱(9克),丁香十粒,绿豆粉二钱(6克),用开水或醋调涂足心,亦治牙疳,此强口下治法也,见毛本验方。

——咽喉以发声,肺胃郁而喉患作,乃有……乌、星、附扎脚之法。古云喉药全忌寒,宜炮姜、附子从治。或用党参、白术、羌活、荆芥、防风、薄荷、赤苓、桔梗、甘草、炮姜,无不愈者;一去薄荷加元参、升麻、附子同。又,虚火上升喉痛、喉闭、喉疮,有用元参、白芍、熟地、当归、川芎、黄柏、知母、天花粉、桔梗、荆芥、甘草加竹沥者。二方俱以外涂为稳,再用生草乌、生南星末,醋敷足心,妙。又,如喉痹、喉风,勺水不下,生附子、吴萸,醋敷足心。虚火,生附子一个,故纸五钱(15克),敷足心,微火烘即宽。

——又,痰喘上气者,生南星或白芥子,姜汁调敷足心。

——外肾着惊缩上者,蓖麻敷足心,止即去之。

——孕妇有病,其胎已伤不能保者,留之则害其母,用附子一个研,醋调敷母右足,去之。非万不得已,切勿乱用。

——又,重舌、鹅口,白芨磨乳,涂足心。

——儿初生二便不通,用咂吸法。大人漱口,咂呼儿前后心、两足心、手心、脐下,红赤为度。

——小儿口病，鸡蛋白、生香附、生半夏作饼贴足心。

——凡热症及麻毒等，面赤、口渴、五心烦热，用水粉、鸡蛋清调涂胃口及两手心，更以酒曲研烂，热酒和为两饼，贴两足心，名解烦法。

——（小儿）厥冷者，用煨姜捣汁，和麻油涂儿手足心，往下搓挪以通经络，名通脉法。

——（小儿）痰喘症，生矾、米粉，醋和饼，包足心一宿，痰自下。

——又，治急惊，代赭石一两（30克），研末，醋敷足心，小腿上有红斑效。

——治惊风，杏仁、桃仁、糯米、胡椒、栀子各七个，捣烂，鸡蛋清和飞面敷足板心，男左女右，过夜脚板黑愈。

——囟门肿大，黄柏末敷足心，陷用半夏涂足心。

——心经发痘，忽然抽掣与急惊同，用桃皮、葱子、灯芯，捣敷囟门及肚脐、手足心。又于手足心合骨处，灯火烧一下，以散风痰。

——痘症发热，胡言乱语，以冷水拍其手足心，更用吴萸末热醋调敷两足心，引热下行；如点稠密者，以水调吴萸末敷足心，一时许，小儿觉足心热即去之。又，痘毒狂热，由脚麻至小腹而死，或由头麻至心口而死，一日死几次者，亦用醋调吴萸敷足心。又，发热不退者，生萝卜捣和铅粉敷足心。

——痘初热、吐泻无妨，出后忌。呕哕者，毒内攻之兆也，呕吐，男左女右，白芥子调酒敷足心，觉足心热去之；脚心有痘，勿用此方。

——眼中出痘……或用麦冬贴足心。

——膏包百病，如大营主将，坐镇中军，统领万队，虽有大敌，其气足以函盖，任变幻百出，终不能越其范围；掺药乃其参谋，敷药乃其环卫，点眼、塞耳，以及嚏法、缚法、坐法与罨膝、扎脚之法，乃其分兵。

——牙疳凶极者，用文中大黄、丁香、绿豆敷足心法，此毛方也。

——（口糜、口疮）……溃烂不堪者，用地龙、吴萸、生面，醋涂足心止痛，亦危氏方也，毛、陆本皆云神效。虚火上行，用草乌、南星，或用附子，掺（清阳膏）贴足心。

——（霍乱）……一方用食盐擦胸背、手足心，见斑点则松，一切痧胀中暑霍乱并治……另用散阴膏二张，不加药贴两膝盖、两足心，更用醋调南星末涂足心。

第二章　足心疗法论文索引

1. 杨世一　大蒜泥敷足心治疗鼻衄　中医杂志　1960,(7):48

2. 潘心悟等　治愈脚癣的经验介绍　中医杂志　1963,(8):30

3. 杨月芳　应用验方外治惊风的临床观察　浙江中医药　1965,(2):27

4. 褚谨翔　防治稻田性手足腐烂外治验方　浙江中医药　1965,(5):168

5. 大蒜泥敷贴涌泉穴治疗咯血　浙江中医药　1977,(1):47

6. 徐财源　针刺涌泉穴治疗血小板减少性紫癜　浙江中医杂志　1980,(1):39

7. 沙坤岗　中药外敷涌泉穴治疗腮腺炎　浙江中医杂志　1980,(2):62

8. 于文忠　薄贴考　浙江中医杂志　1980,(3):141

9. 李兴民　吴师机与《理瀹骈文》　浙江中医杂志　1980,(3):138

10. 母永祥　电针涌泉穴治愈脑外伤后癔病性失语简介　中医杂志　1980,(7):526

11. 吴震西　浅淡中医的外治法　中医杂志　1980,(7):535

12. 刘　更　针刺涌泉穴治疗不语症68例　中医杂志　1981,(2):102

13. 谭家祥　"八湿膏"治愈足底慢性外伤性溃疡一例　广西中医药　1981,(1):18

14. 小儿口角流涎外治法　浙江中医杂志　1983,(3):140　摘自《福建科技报》1981年2月24日

15. 吕　中　《周小农医案》急症治法　中医杂志　1983,(1):10

16. 胡翘武　外敷法在儿科临床的运用　广西中医药　1983,(3):22

17. 金良骥　外治退热法及其应用　浙江中医杂志　1983,(5):226

18. 龚子夫　外治法概述　江西中医药　1984,(5):42

19. 朱择甫等 外治法验案二则 河北中医 1984,(4):16

20. 赵振兴 夏枯草治足跟痛 浙江中医药 1985,(7):337

21. 药物健身鞋的问世 浙江中医杂志 1985,(7):334 摘自《杭州日报》1985 年 5 月 20 日

22. 胡谷塘等 药物外敷涌泉穴的临床应用 浙江中医杂志 1985,(12):562

23. 王 斌 大蒜敷涌泉穴治疗百日咳 新中医 1985,(9):153

24. 熊昌华 中药外敷穴位疗法 江西中医药 1985,(5):33

25. 张浩等 药熨法治疗足跟痛证 中医杂志 1986,(1):53

26. 龚 炎 针刺涌泉穴通乳 64 例疗效观察 中医杂志 1987,(2):123

27. 肖仁鹤 毫针刺涌泉治疗癔症 50 例 湖北中医药 1987,(5):39

28. 王松荣 针刺陷谷透涌泉治疗急性结膜炎的经验介绍 中医杂志 1987,(12):909

29. 赵佩瑶等 内服外敷法治疗复发性口疮 中医杂志 1987,(7):517

30. 匡调元等 针刺涌泉穴对大鼠若干器官时间形态学的影响 中西医结合杂志 1986,(3):174

31. 许定仁 明矾濯足治疗口腔溃疡流涎不止 浙江中医杂志 1988,7(3):115

32. 申 健 足痛从热论治 浙江中医杂志 1988,(5):209

33. 观脚掌,可辨病 浙江中医杂志 1988,(12):566

34. 李华祥 疰腮外治法 大众中医药 1988,(1):44

35. 顾维明 健身妙法——足浴 大众中医药 1988,(2):40

36. 张星耀 外敷涌泉穴治不寐 新中医 1988,(8):26

37. 邵金阶 绿豆蛋清外敷治疗小儿高热 湖北中医杂志 1988,(6):50

38. 脚心上的健身术 浙江中医杂志 1989,(9):430

39. 百岁之寿始于足心 浙江中医杂志 1989,(10):478

40. 熊新安·应用涌泉穴治疗急症验案二则 中医杂志 1989,(2):90

41. 劝君洗脚擦足心 广西中医药 1989,(4):47 摘自《民族医药报》1989 年 6 月 25 日第 18 号

42. 吴震西等 《本草纲目》外治法要览 江苏中医 1989,(5):40

43. 小儿外用药物六法 江苏中医 1989,(10):45 摘自《中医药文摘报》1989 年 4 月 25 日

44. 袁兴石等 52 例夏秋季手足心发热与慢性胆囊炎关系的临床观察 浙江中医杂志 1990,(4):176

45. 吕兴连 《五十二病方》外治法简析 浙江中医杂志 1990,(5):219

46. 陈太坤　苏东坡健身一诀——搓足心　大众中医药　1990,(1):29

47. 邢春先　治足跟痛方　新中医　1990,(2):28

48. 高晓星　足干洗剂治足汗过多症　新中医　1990,(11):24

49. 徐国忠等　吴茱萸贴穴治疗妊娠中毒症　江苏中医　1990,(1):2

50. 王复英等　蒜泥贴涌泉穴治崩漏、鼻衄　江西中医药　1990,(2):14

51. 汤叔良等　对症择外治,小方奏奇功　黑龙江中医药　1990,(6):33

52. 张连城　吴茱萸外敷治疗喉喘鸣69例报告　河北中医　1990,(1):14

53. 王大生等　鼻衄简易疗法　大众中医药　1991,(2):40

54. 魏书明　小儿便秘、夜啼、虚汗等治验方　大众中医药　1991,(2):40

55. 简易的保健法——足浴　浙江中医杂志　1991,(9):428

56. 健康有关"足下"事　浙江中医杂志　1991,(2):94

57. 杜明钧　针刺涌泉穴抢救过敏性休克　中医杂志　1991,(10):635

58. 胡献国　巧用足疗法,妙治儿科病　大众中医药　1991,(4):42

59. 刘安澜　中医外治法治疗小儿疾病初探新中医　1991,(9):15

60. 养生妙法话足浴　广西中医药　1991,(2):45　摘自《家庭医生》1991年
3月4日

61. 陈海潮　外敷涌泉穴治疗脓疱疮　江苏中医　1991,(1):26

62. 马宝林　中药外敷疗法在儿科疾病中的应用　黑龙江中医药　1991,
(1):51

63. 艾淑珍　中药洗足治疗小儿腹泻　河北中医　1991,(5):25

64. 张颂山　儿科外治法病案十则　江西中医药　1984,(5):42

65. 张立云　银杏叶浴足治疗婴幼儿秋季腹泻　浙江中医杂志　1992,(1):22

66. 王道俊等　三黄汤浸泡治疗足癣继发感染256例　浙江中医杂志　1992,
(6):288

67. 李书润等　木瓜外洗治脚气　浙江中医杂志　1992,(11):523

68. 孙　军　黄栀散外敷治疗小儿发热　浙江中医杂志　1992,(12):541

69. 王惟恒　长寿就在脚下　大众中医药　1992,(3):2

70. 孙杨荞　奇妙的"内病外治法"　大众中医药　1992,(1):10

71. 毛新宽　华佗浴足治头痛　大众中医药　1992,(2):5

72. 沈静德等　疟疾简易外治法　大众中医药　1992,(2):32

73. 刘智敏　山茱萸湿敷涌泉穴治疗复发性口疮　新中医　1992,(3):16

74. 覃复佳等　足底穴位按摩治疗肩周炎31例　广西中医药　1992,(4):37

75. 田延凤　二黄散贴敷涌泉治小儿痄腮·江苏中医　1992,(9):391

76. 骆祖亮等　老年保健按摩方法简介　安徽中医学院学报　1992,(3):36

77.顾耀平　杏夏蒜泥糊敷涌泉穴治疗外感咳嗽116例　安徽中医学院学报 1992,(1):45

78.金振祥　三子膏治疗胃下垂疗效分析　当代中药外治临床精要　中国中医药出版社　1993年9月第1版40页

79.杨希生　中药外敷加维脑路通治疗脑卒中偏瘫临床观察　当代中药外治临床精要　中国中医药出版社　1993年9月第1版　53页

80.曹广成　中药外敷治疗脑血栓10例　当代中药外治临床精要　中国中医药出版社　1993年9月第1版　58页

81.丁日华　中药敷疳饼外敷治疗小儿脾疳　当代中药外治临床精要　中国中医药出版社　1993年9月第1版　153页

82.周新峰　吴茱萸外用治牙痛　当代中药外治临床精要　中国中医药出版社　1993年9月第1版　207页

83.吕胜月　疳积膏外贴治小儿疳症效果显著　当代中药外治临床精要　中国中医药出版社　1993年9月第1版　300页

84.王　爽　妇儿科民间外治秘方选介　当代中药外治临床精要　中国中医药出版社　1993年9月第1版　304页

85.杨　环　外治验方简介　当代中药外治临床精要　中国中医药出版社 1993年9月第1版　307页

86.米世进　内病外治验方五则　当代中药外治临床精要　中国中医药出版社　1993年9月第1版　308页

87.刘学勤　中药外治法治疗小儿泄泻的研究进展　当代中药外治临床精要　中国中医药出版社　1993年9月第1版　317页

88.张国保等　常见矿物药临床外用选介　当代中药外治临床精要　中国中医药出版社　1993年9月第1版　341页

89.龚远明等　降压膏贴涌泉穴对原发性高血压病左心功能的影响　全国无创痛针灸及子午流注学术会议论文摘要与题录汇编　15页　1993年10月于庐山

90.龚子夫等　药饼敷贴涌泉穴治疗流行性腮腺炎42例疗效观察　全国无创痛针灸及子午流注学术会议论文摘要与题录汇编　33页　1993年10月于庐山

91.朱明娟　涌泉敷药治疗小儿发热62例　全国无创痛针灸及子午流注学术会议论文摘要与题录汇编　55页　1993年10月于庐山

92.胡兰贵等　中药敷贴涌泉穴的作用机理和临床应用初探　中医外治杂志 1994,(1):5

93.黄家征等　涌泉穴外治在儿科的临床应用　中医外治杂志　1994,(1):33

94.王美林等　药液浴脚治疗高血压症　中医外治杂志　1994,(1):36

95.刘泽斌等　乌头附子在外治法中的应用　中医外治杂志　1994,(1):37

96.冯桂林　吴萸膏治疗附睾肿大　中医外治杂志　1994,(1):17

97.彭正顺等　药敷和意守涌泉穴治疗原发性高血压　甘肃中医　1994,(4):31

98.李晓艳　涌泉穴考识　甘肃中医　1994,(4):64

参考文献

[1]朱学迎,李勇.涌泉穴敷药治疗流行性腮腺炎[J].江苏中医,1999,20(6):26.

[2]任明.中药治疗流行性腮腺炎45例[J].广西中医药,1990,(5):38.

[3]李金萱.中药外敷涌泉穴治疗腮腺炎60例[J].中医外治杂志,1999,(2):46.

[4]王伟,姚九莲.茱黄膏的制备及贴敷对腮腺炎的疗效观察[J].军事医学科学院院刊,1995,19(3):237.

[5]褚付英.中药外敷佐穴贴涌泉治疗小儿腮腺炎20例[J].陕西中医学院学报,2003,26(5):37.

[6]李今庸.奇治外用方[M].北京:中国中医药出版社,1993.

[7]沈熙.介绍祖国医学中的几种足部保健法[J].双足与保健,1996,(1):40.

[8]刘国应.儿科的敷足疗集粹(下)[J].开卷有益.求医问药,1994,(2):20.

[9]胡松,李萍.外敷涌泉巧治病[J].农家顾问,2002,(3):60.

[10]邓永聪.脚心敷药治高血压[J].农村新技术,2002,(12):52.

[11]严清,傅莉莉.贴必灵外敷涌泉穴治疗高血压病24例[J].陕西中医,1997,18(11):511.

[12]王开珍.外敷涌泉穴治常见病[J].农村新技术,2003,(2):52.

[13]彭正顺,龚媛媛,龚子夫.药敷和意守涌泉穴治疗原发性高血压[J].甘肃中医,1994,7(4):31.

[14]董俊峰.涌泉验方外敷3则[J].国医论坛,1998,13(4):11.

[15]黄小平,赵静,古学文.五子散外敷涌泉穴对高血压昼夜节律影响的临床观察[J].按摩与导引,2004,(3):25.

[16]任建军.艾灸涌泉穴治疗失眠症 38 例[J].中国针灸,2000,(2):90.

[17]潘金常.山栀外敷治疗青壮年失眠 86 例体会[J].中医外治杂志,2002,11(3):54.

[18]陈清波,黄桂英.葱白生姜外敷足心治疗支气管哮喘[J].中国民间疗法,2000,(7):24.

[19]曾献忠.大蒜外敷涌泉穴治疗病毒性肝炎呃逆[J].中医外治杂志,1999,8(6):55.

[20]宋耀朋,郭会娟.吴茱萸外敷涌泉穴治疗呃逆 27 例[J].中国民间疗法,2001,9(9):13.

[21]刘国应.敷足心　疗疾病[J].农村新技术,2000,(1):49.

[22]刘志恒.脚心敷药巧治疗[J].家庭科技,1996,(4):24.

[23]刘汉涛,易友珍.外敷涌泉穴治疗感冒 35 例[J].中医外治杂志,2000,9(1):53.

[24]韩廷雨.平喘宁嗽散贴敷涌泉穴治疗慢性支气管炎 100 例[J].河南中医,1996,16(3):180.

[25]闫俊国,李兰芳.中药外敷涌泉穴治疗老年咳嗽 96 例[J].中医外治杂志,2003,12(6):30.

[26]王传力,李根林.外敷涌泉穴治疗肺心病 288 例[J].中国民间疗法,1999,(1):9~10.

[27]王选伟,王法栋,王瑾.吴茱萸敷涌泉穴治验三叉神经痛 1 例[J].中国针灸,1997,(5):295.

[28]唐德江.治疗急性胃肠炎灵验方[J].农村百事通,2003,(16):47.

[29]郭爱廷.实用单方验方大全[M].北京:北京科技出版社,1996.

[30]王建平.涌泉穴贴敷止血膏治疗咳血 36 例[J].中国针灸,2003,23(11).

[31]徐向东.涌泉穴敷药治疗肝硬化腹水[J].农村新技术,1995,(3):60.

[32]何华,张秀丽.涌泉穴中药贴敷止吐效果临床观察[J].中华护理杂志,1997,2(9):530.

[33]杨朝花.涌泉罨包疗法治疗糖尿病[J].中国民间疗法,2002,10(4):59.

[34]张麦侠,张慧西.涌泉穴临床妙用 8 法[J].中国社区医师,2003,(20):39.

[35]刘龙彪.隔姜灸涌泉穴治疗跖痛症 132 例[J].上海针灸杂志,1996,15(3):30.

[36]兰友明,兰义明.地龙外敷治疗妊娠恶阻[J].湖南中医杂志,1995,(2).

[37]黄何伟,武洪琳.涌泉穴贴药治疗妊高征 21 例[J].中医外治杂志,2002,

11(2):15

[38]亓四广.涌泉穴贴治疗流产后畏寒症[J].江西中医药,2002,33(2):61.

[39]白清林.涌泉穴外敷吴茱萸的临床应用[J].天津中医学院学报,1997,16(4):22.

[40]胡松,李萍.中药外敷涌泉巧治病[J].家庭科技,2003,(9):27.

[41]张军.土茯苓外敷涌泉穴治疗小儿急性扁桃体炎20例[J].中国民间疗法,2000,8(5):19.

[42]邱德文.现代方剂文献研究精华[M].贵州:贵州科技出版社,1993.

[43]钟兆贝,张仲源.中药外敷涌泉穴治疗儿童麦粒肿138例临床观察[J].中医外治杂志,2002,11(5):23.

[44]黄何伟,林金朴,武洪琳,等."药饼"外贴涌泉穴治疗小儿滞颐[J].长治医学院学报,1995,9(1):61.

[45]袁素芹,程文华.外贴药治小儿口疮[J].菏泽医专学报,1994,6(2):104.

[46]铁萱.穴位敷贴治疗小儿口疮[J].针刺研究,1998,(3):221.

[47]黄志华,赵书瑜.中药贴敷涌泉穴治小儿口炎36例『J].国医论坛,1994,(3):40.

[48]李红霞.中药外敷特定穴位临床应用体会[J].中医外治杂志,1999,(2):5.

[49]刘飞霞.双连吴萸外治儿科外感风热临床观察[J].中医外治杂志,2002,11(5):31.

[50]李继功,姜其善.涌泉穴敷药治疗小儿发热[J].山东中医,1995,14(4):178.

[51]曾令德.吴萸膏外敷涌泉穴治疗鹅口疮25例[J].中医杂志,1990,(4):246.

[52]李志菊,黄萍,熊洪艳.中药穴位敷贴治疗婴幼儿泄泻108例[J].云南中医学院学报,2002,25(4):30.

[53]曹建葆.泻热散外敷治疗小儿大便干结60例[J].陕西中医,2002,23(1):54.

[54]胡献国.涌泉穴的临床运用[J].江西中医药,1997,28(4):38.

[55]朱磊,朱虔兮.药敷涌泉穴治疗小儿疳积61例报告[J].现代康复,1998,2(7):762.

[56]白清林.涌泉穴外敷治疗儿科病症[J].上海针灸杂志,1998,17(1):14.

[57]余萍,高素军.中药敷贴涌泉穴治疗小儿咳喘观察[J].中医外治杂志,1999,(3):23.

[58]俞国庆.足部按摩结合药物敷贴治疗小儿咳嗽疗效观察[J].双足与保健,2003,(3):33.

[59]吴成长,刘素芳.涌泉穴敷贴疗法临床应用概况[J].针刺研究,1998,(3):170.

[60]蒋天才.足心敷药治病灵验方[J].农村百事通,2001,(10):44.

[61]杨晓梅,于建波,郭志丽.中药外敷为主治疗小儿遗尿68例[J].中医外治杂志,2004,13(3):11.

[62]赵成春,赵全兰,张文敏,等.颠倒交泰膏外敷涌泉穴治疗痤疮96例[J].黑龙江中医药,1996,(3):45.

[63]杨树成.单味土茯苓治喉蛾[J].四川中医,1995,(10):50.

[64]曾宏,苟祯学.黄附散外敷涌泉穴治疗虚火性口疮20例[J].川北医学院学报,2001,16(2):60.

[65]商振江,闫秀玲.口愈膏治疗口腔炎12例[J].中国民间疗法,1999,(5):46.

[66]孙慧存,边德敏.肉萸散外敷涌泉穴治疗顽固性口疮30例[J].现代中医药,2002,(5):54.

[67]周爱生.中药外敷涌泉穴治疗口疮256例[J].安徽中医学院学报,1994,13(4):29.

[68]袁丽生,吴自强.归原贴膏治疗复发性口疮96例[J].中医外治杂志,2004,13(1):3.

[69]李爱萍.涌泉穴贴敷治疗口腔溃疡[J].河南中医,2003,23(12):82.

[70]刘桂然.加味磁朱膏外敷涌泉穴治疗耳鸣30例[J].中医外治杂志,1998,7(2):19.

[71]魏欣.儿科常见病的几种中医外治法[J].中国民间疗法,2001,9(11):5.

[72]傅延发.中药外敷治表层巩膜炎[J].福建中医药,1998,29(6):21.

[73]虞抟.《医学正传》[M].北京:中医古籍出版社,2002.

[74]南国.中医外治防治红眼病[J].中国药店,2002,(10):85.

图书在版编目(CIP)数据

中医足心疗法大全/高树中编著.—修订本.—济南:
济南出版社,2008.5(2020.10重印)
　　ISBN 978－7－80710－424－7

　　(中国传统医学独特疗法丛书/高树中主编)

　　Ⅰ.①中… Ⅱ.高… Ⅲ.①足-穴位疗法 Ⅳ.R244.1

中国版本图书馆 CIP 数据核字(2007)第 034194 号

责任编辑 贾英敏
装帧设计 张　倩

出版发行 济南出版社
地　　址 济南市二环南路 1 号
邮　　编 250002
电　　话 (0531)86131722
网　　址 www.jnpub.com
经　　销 各地新华书店
印　　刷 山东华立印务有限公司
版　　次 2008 年 5 月修订版
印　　次 2020 年 10 月修订版第 2 次印刷
开　　本 710 毫米×1000 毫米　1/16
印　　张 15.5
字　　数 295 千字
定　　价 59.00 元

(如有印装质量问题,请与出版社联系调换)